U0258273

SEVEN AND A HALF LESSONS
ABOUT THE BRAIN

认识大脑

关于大脑的 7½ 堂课

（*Lisa Feldman Barrett*）

[美] 莉莎·费德曼·巴瑞特——著

周芳芳——译

中信出版集团 | 北京

图书在版编目（CIP）数据

认识大脑 / (美) 莉莎·费德曼·巴瑞特著；周芳
芳译. -- 北京：中信出版社，2022.12（2024.11重印）
　　书名原文：Seven and a Half Lessons About the
Brain
　　ISBN 978-7-5217-4634-1

　　Ⅰ. ①认… Ⅱ. ①莉… ②周… Ⅲ. ①大脑－普及读
物 Ⅳ. ①R322.81-49

中国版本图书馆CIP数据核字（2022）第144149号

认识大脑
著者：　　[美] 莉莎·费德曼·巴瑞特
译者：　　周芳芳
出版发行：中信出版集团股份有限公司
　　　　　（北京市朝阳区东三环北路27号嘉铭中心　邮编　100020）
承印者：　北京通州皇家印刷厂

开本：880mm×1230mm 1/32　　　　印张：6　　　　字数：96千字
版次：2022 年 12 月第 1 版　　　　印次：2024 年 11 月第 3 次印刷
京权图字：01–2020–4545　　　　　书号：ISBN 978–7–5217–4634–1
定价：59.00 元

——— 谨以此书献给 ———

芭芭拉·芬利和其他神经科学的同事，感谢他们慷慨、耐心的指导

目　　录

前言

· · · Ⅲ

½课

大脑不是用来思考的

· · · 001

第 1 课

你只有一个大脑（而非三个）

· · · 015

第 2 课

大脑网络

· · · 033

第 3 课

大脑如何与外界沟通

· · · 053

第 4 课

大脑（几乎）可以预测你的每一个行为

· · · 071

第 5 课

大脑和其他大脑的秘密合作

· · · 091

第 6 课

大脑产生不止一种思维

· · · 107

第 7 课

我们的大脑能创造现实

· · · 121

后记

· · · 137

致谢

· · · 141

附录 科学背后的真相

· · · 147

本书篇幅较短,通俗易懂,我创作的目的是希望在消遣的同时激发大家对科学的兴趣。这并不是关于大脑的完整教程。在每一课中,你都能了解一些关于大脑的令人信服的科学知识,以及从大脑角度展开的对人性的探索。阅读本书,最好按课节顺序,当然不按顺序也可以。

作为一名教授,在写作中,我通常会介绍大量的科学细节,比如对研究的描述和提到相关期刊论文。本书篇幅有限,因此,我把所有的科学参考资料放到了我的网站上,网址为:sevenandahalflessons.com。

此外,本书的附录部分对文中的科学细节做了进一步解释。另外,也对文中某些主题和一些依然存在争议的话题进行了深入探讨。文中某些有趣的概念在这里也可以找到渊源。

为什么本书只有 7½ 堂课，而不是 8 堂课呢？本书开篇讲述了大脑是如何进化的，但这只是对漫长进化史的一瞥——因此，只能算半堂课。其中介绍的概念对本书其他几堂课至关重要。

希望一个神经学家眼中的大脑的有趣之处能够与你产生共鸣，希望我关于大脑对人性的影响的相关见解能够激发你的兴趣。本书的目的不是让你思考人性，而是希望你能够认真思考自己是什么样的人，以及你想成为什么样的人。

大脑不是用来思考的

很久以前，生活在地球上的生物并没有大脑。这并不是一项政治声明，而是一个生物事实。

在这些无脑生物中，有一种叫作文昌鱼。乍一看，你可能会把它误认成一条小虫子，但若仔细观察，你会发现它身体两侧的鳃状裂缝。文昌鱼在海洋中繁衍生息，距今已有 5.5 亿年历史。因为有着非常基本的运动系统，文昌鱼可以在水中游动。它的摄食方式很简单：让自己像水草一样半埋在海底，水流带来什么微生物就吃什么。文昌鱼没有味觉和嗅觉器官，也没有眼睛，仅靠几个细胞感受光线的变化，也听不到声音。文昌鱼的神经系统非常不发达，仅有一小团细胞，并不能称为大脑。不客气地说，文昌鱼就像一根木棍上挂了一个胃。

文昌鱼是人类的远亲，至今依然生活在地球上。看着现代的文昌鱼，就仿佛看到了我们远古的祖先，他们有着类似的小小的身形，和文昌鱼在同一片海域畅游。

你能想象一条 2 英寸①长，像小虫子一样的生物，在史前海洋中游动，并见证了人类的进化历程吗？恐怕很难。在进化过程中，人类身上多了很多文昌鱼所没有的东西：几百块骨头，各种内脏器官，四肢，鼻子，迷人的微笑，最重要的是大脑。文昌鱼不需要大脑，它的感知细胞与运动细胞连在一起，所以它无须经过太多处理就能对水中世界做出反应。但是，你拥有一个复杂而强大的大脑，它能产生各种各样的思想、情感、记忆和梦想等，正是这些心理活动塑造了你，让你的存在变得独特而有意义。

人类大脑为什么会进化？你可能会下意识地回答：为了思考。人们通常认为，大脑在进化过程中越来越发达——从低等动物进化为高等动物，最复杂、最善于思考的人类大脑处于顶层。毕竟，思考是人类的超能力，对吧？

---

① 1 英寸 = 2.54 厘米。——编者注

共同祖先

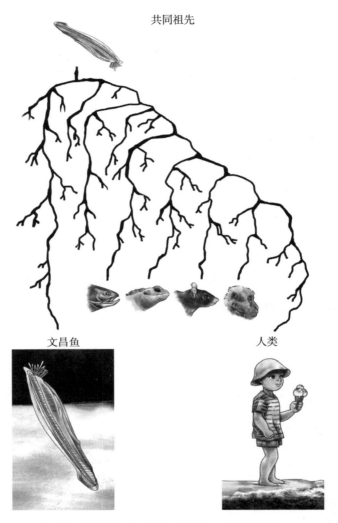

文昌鱼　　　　　　　　　　人类

文昌鱼并非人类的直系祖先，但我们有着共同的祖先。

这个共同的祖先可能与现代的文昌鱼很相似

但是很明显，这个答案是错的。事实上，人类大脑进化是为了思考，这种观点是许多关于人性的深刻误解的根源。一旦放弃了过去珍视的信念，你就在了解大脑的实际运转及其最重要的职能方面迈出了第一步——最终，你会明白自己到底是什么生物。

5 亿年前，当小文昌鱼和其他简单的生物继续在海底安静地进食时，地球进入了科学家所说的寒武纪。在这一时期，一种全新的、具有重大意义的行为登上了进化舞台：狩猎。在某个地方，不知什么原因，一种生物可以感觉到另一种生物的存在，并想吃掉它。在此之前，动物也会互相吞食，但现在，它们的吞食更有目的性了。狩猎不需要大脑，但它意味着大脑在进化过程中迈出了一大步。

寒武纪捕食者的出现让地球变成了一个竞争更激烈、更危险的地方。捕食者和猎物都进化出了感知周围世界的能力。它们开始进化出更复杂的感觉系统。文昌鱼只能区分明暗，但其他进化后的生物却能看见东西。文昌鱼的皮肤中只有零星的感觉细胞，但新生物进化出了更完整的在水中运动的感觉，触觉也变得更加敏锐，这让它们能够在水中通过振动来探测物体。今天的鲨鱼仍然在使用这种触觉来定位猎物。

随着感觉器官的进化，生存的关键问题变成了：远处那团东西好吃吗？还是它会吃掉我？于是，能够更好地感知周围环境的生物，便有了更大的生存和繁衍下去的可能性。文昌鱼可能是它所处环境的主人，但它感觉不到自己所处的环境。而这些新动物可以。

捕食者和猎物进化出了另一种新能力：更复杂的运动。文昌鱼只能进行基本的运动，因为其感觉神经和运动神经交织在一起。当一个地方的食物变少时，文昌鱼会随机向某个方向游动，然后在另一个地方安家。任何一点儿阴影都会让它迅速逃走。然而，在崭新的狩猎世界中，为了能够更快、更敏捷地行动，捕食者和猎物都进化出了更强大的系统的运动（或运动系统）。为了适应环境，这些新动物进化出了各种动作，例如猛冲、转身、俯冲等，会有意识地扑向猎物，或逃离危险。

一旦能够远距离感知，并做出更复杂的动作，那些能高效完成这些任务的生物就会进一步进化。如果它们在追赶猎物时动作太慢，就会有其他生物吃掉猎物。如果它们为了躲避并不存在的潜在威胁而消耗了过多的能量，在以后可能需要能量时，它们就没有资源可用了。保持充足的能量是幸存的关键。

我们可以把能量效率想象成预算。财务预算跟踪的是资金的收支情况。而身体预算跟踪水、盐和葡萄糖等资源的增加和减少。每一个消耗能量的行为，比如游泳或跑步，就像从你的账户中取款。而另一些补充能量的行为，如吃饭或睡觉，就像存款。这个解释简单易懂，核心思想就是：身体运转需要生物资源。你采取（或不采取）的每一个行动都是一种带有经济考虑的选择——你的大脑会猜测什么时候该消耗资源，什么时候该节约资源。

以往的生活经验告诉我们，维持财务预算的最好方法是避免意外——预测可能出现的财务需求，并确保有足够的资源来满足需求。身体预算也是如此。在寒武纪，面对饥肠辘辘的捕食者，弱小生物想要生存，必须找到高效的节能方法。当饥饿的捕食者就在附近时，它们应该静止不动或找地方藏起来吗？还是应该提前储备能量，随时准备逃跑？

谈到身体预算，相较于反应能力，预测更重要。面对捕食者，提前做好应对准备显然比临阵脱逃更有利于生物活到明天。多数时候能够准确预测，或者犯了非致命错误并从中吸取教训的生物，存活率更高。而那些经常预测失误，无法感知危险，或者在没有危险时经常错误预警的生物，则很难存活下去。相应地，它们很少出去探索环境，觅食更少，繁殖的可能性也随之减少。

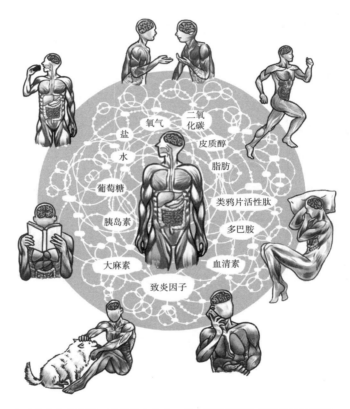

大脑为身体做预算，调节体内的水、盐、葡萄糖和许多其他生物资源。
科学家把这种预算过程称为 "稳态应变"

身体预算在学术上被称为"稳态应变",即在身体需要出现之前,自动预测并做好准备,以满足身体需求。寒武纪生物每天通过感知和移动来获取和消耗资源,稳态应变使它们的身体系统在大部分时间保持平衡。只要它们能够及时补充已消耗的身体能源,资源消耗就不会有问题。

动物如何预测自己身体未来的需求?最佳信息来源来自它们的过去——在类似情况下它们所采取的行动。如果过去的行为带来了好处,比如一次成功的逃脱或享受了一顿美餐,那么它们很可能会重复过去的行为。所有动物,包括人类,都能通过某种方式唤起过去的经历,让身体为行动做好准备。预测是一种非常有用的能力,即使是单细胞生物也能通过预测规划自己的行动。关于它们是如何做到这一点的,科学家依然没有找到答案。

想象一下,寒武纪时期,一个小小的生物顺水漂流,这时,它感觉到前方可能有美味存在。现在,该怎么做呢?移动过去?但移动需要消耗自身能量,有必要吗?从经济角度来讲,这种移动是值得的。根据过去的经验预测,身体可以应对这次行动。需要明确的一点是,这个预测并不是一个有意识的、深思熟虑、权衡利弊后的决定。实际上,生物体内必然存在某种东西,可以对情况进行预测，进而采取某种行动。而正是这个"东西"促使生物做出决定。任何运动的价值都与身体预算的稳态应变密切相关。

与此同时，古代动物持续进化，体型不断变大，身体也变得更复杂。这意味着身体内部系统也变得更加复杂。而文昌鱼，犹如挂了一个胃的木棍，几乎没有身体调节体系。少量的细胞就足以使它的身体在水中直立，其原始的肠道也足以消化吃下的食物。然而，其他动物在进化中发展出复杂的内部系统，如通过心脏泵血的心血管系统，能够吸收氧气、排出二氧化碳的呼吸系统，以及抗感染的适应性较强的免疫系统。身体各个系统的发展让身体整体预算变得更具挑战性，不再像一个个单一的银行账户，而更像一家大型公司的会计部门。这些复杂的身体系统需要的不仅仅是少数细胞，要想确保水、血液、盐、氧气、葡萄糖、皮质醇、性激素等几十种资源得到良好的调节，以保持身体高效运转，少量细胞必然无法支持复杂的身体系统。它们需要一个指挥中心——大脑。

因此，随着动物逐渐进化出更大的身体，需要维持更多的系统，它们为数不多的控制身体的细胞也随之进化成了越来越复杂的大脑。几亿年之后，地球上的大多数生物都有了复杂的大脑，包括人类——人类大脑不仅能有效地监督600多块肌肉的运动，平衡几十种不同的激素，每天以2 000加仑①的速度泵血，还能调节数十亿个脑细胞的能量，消化食物，排泄废物，对抗疾病。而它一工作就是72年，无间断，也几乎无差错。你的身体预算就像一家拥有数千个财务账户的大型跨国公司，而你的大脑完全胜任这项任务。人类身体预算发生在一个极其复杂的环境中，而与其他大脑的互动，让这个世界越发具有挑战性。

现在，回到我们最初的问题：大脑为什么会进化？这是个无法回答的问题，因为进化并没有目的——没有"为什么"。但我们知道大脑最重要的工作是什么。理性思考、情感、想象、创造以及同情，都不是大脑最重要的工作。你的大脑最重要的工作是控制你的身体——管理稳态应变，通过预测能量需求，有效地采取有意义的运动，进而存活下来。大脑持续投入能量，希望获得良好的回报，如食物、住所、情感或身体保护，这样你就可以完成大自然最重要的任务：将你的基因传递给下一代。

总之，大脑最重要的工作不是思考。即使是一个小虫

---

① 1加仑（美）= 3.785 41升。——编者注

子的大脑，其功能也是非常复杂的。当然，你的大脑确实会思考、感觉、想象和创造无数其他体验，比如让你阅读和理解这本书。但所有这些心智能力都是一个核心任务的结果，即大脑通过管理你的身体预算来维持你的生存和健康。你的大脑创造的一切，从记忆到幻觉，从狂喜到羞愧，都是这个任务的一部分。有时，你的大脑也会为短期做预算，比如当你喝咖啡熬夜完成一个项目时，大脑很清楚这是在透支能量，第二天你会为此付出代价。有时，你的大脑也会做长期预算，比如你花了数年时间学习一项困难的技能（数学或木工），这需要持续的投资，但最终会帮助你生存下去和获得成功。

我们的每一个想法，每一种快乐、愤怒或敬畏的感觉，我们给予或接受的每一个拥抱，释放的每一个善意，承受的每一次侮辱，都类似于从身体预算中存款或取款，我们往往意识不到，而实际上一切都在发生。认清这一点，对理解大脑如何工作，以及如何保持健康，活得更长、更有意义至关重要。

人类大脑和其他生物大脑的进化过程漫长而持久，这堂课仅仅是整个故事的开端。在接下来的七堂课中，我们将介绍神经科学、心理学和人类学领域的杰出科学发现，正是这些发现彻底改变了我们对颅骨内部活动的理解。你会明白，是什么让人类大脑在充满惊人大脑的动物王国里如此与众不同。你将了解，婴儿的大脑是如何逐渐转变为成人大脑的。你会发现，不同的人类思维是如何从单一的人脑结构中产生的。我们也会解决现实问题：是什么赋予了我们创造习俗、规则和文明的力量？在此过程中，我们将重新审视身体预算和预测，以及它们在创造你的行动和体验中的核心作用。我们还将揭示你的大脑、你的身体和其他人的大脑之间的强大联系。在本书的结尾，我希望你（和我一样）能欣喜地发现，大脑的功能不仅仅是思考。

第 1 课 | # 你只有一个大脑
（而非三个）

2 000 年前，古希腊哲学家柏拉图讲述了一场"战争"。这场战争并不是发生在城市或国家之间，而是发生在每个人的心里。柏拉图写道，人类的思维过程就是一场无休止的战争，三种内在力量彼此战斗，争夺行为的控制权。第一种力量由基本的生存本能构成，如饥饿和性欲。第二种力量是你的情绪，如喜悦、愤怒和恐惧。柏拉图指出，你的本能和情感与动物的并无差异，它们能把你的行为拉向不同的方向，甚至让你失去理智。为了对抗这种混乱，你拥有了第三种内在力量——理性思维，其目的是控制这两头野兽，引导你走上更文明、更正义的道路。

柏拉图从道德角度阐述了内心冲突，发人深省，时至今日，依然是西方文明中重要的经典理论之一。我们之中有谁没有体验过欲望和理性的内在拉锯战呢?

因此, 后来的科学家将柏拉图的"战争论"映射到大脑上, 试图解释人类大脑是如何进化的, 也就不足为奇了。有科学家说, 我们曾经是蜥蜴。3亿年前, 爬行动物的大脑就具备了进食、战斗和交配等基本欲望。大约1亿年后, 大脑进化出一个新的部分, 赋予我们情感; 然后我们变成了哺乳动物。最后, 大脑进化出一个理性的部分来调节我们内心的兽性。从那以后, 我们就成了人, 过着合乎逻辑的生活。

根据这个进化故事, 人类的大脑最终有三层——一层用来生存, 一层用来感受, 一层用来思考, 这就是"三重脑"。最深的一层, 也就是蜥蜴脑, 据说是我们从古代爬行动物那里继承来的, 是我们生存本能的所在。中间层被称为边缘系统, 据说包含了我们从史前哺乳动物那里继承来的情感部分, 是一个非常古老的部分。最外层, 也就是大脑皮质的一部分, 据说是人类所独有的, 是理性思维的源泉, 它被称为新皮质 (新的皮质) 。在大脑新皮质中, 有一部分叫作前额皮质, 据说它控制着你的情绪大脑和蜥蜴脑, 即控制你非理性的、兽性的自我。"三重脑"理论的支持者指出, 人类大脑皮质非常大, 他们认为这是人类明显偏理性的证据。

　　你可能已经注意到，关于人脑的进化，我介绍了两种不同的观点。在 ½ 课中，我曾写道，大脑进化出越来越复杂的感觉和运动系统，同时能够对越来越复杂的身体能量资源进行预算。但"三重脑"理论认为，大脑进化出多个层次，这使得我们的理性能够战胜我们动物般的冲动和情感。我们要如何调和这两种观点呢？

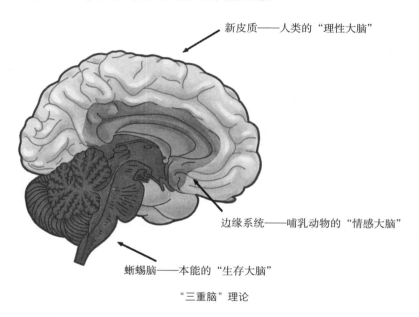

新皮质——人类的"理性大脑"

边缘系统——哺乳动物的"情感大脑"

蜥蜴脑——本能的"生存大脑"

"三重脑"理论

　　幸运的是，我们不必调和它们，因为其中一个是错的。"三重脑"理论是科学界最大的错误之一。这个理论看似十分可信，我们日常生活中的很多感受都可以从中找到解释。例如，当一块香甜可口、丝绒般顺滑的蛋糕摆在面前时，你垂涎欲滴，十分想吃，但你抵住了诱惑，因为坦白来讲，你刚刚吃过早饭，显然，冲动的蜥蜴脑和情感边缘系统诱惑你吃蛋糕，但理性大脑战胜了二者。

但人类大脑并不是这样工作的。不良行为并不是来自远古的桀骜不驯的内心野兽。良好行为也并非理性思考的结果。理性和情感之间并不存在战争……它们甚至不存在于大脑的不同区域。

一直以来，都有科学家支持"三重脑"理论，"三重脑"理论最早出现在 20 世纪中叶，由保罗·麦克莱恩医生正式提出。他提出一个构想，即大脑结构类似于柏拉图的战争理论，并利用当时最先进的技术（肉眼观察）验证了自己的理论。这意味着通过显微镜观察各种死去的蜥蜴和哺乳动物（包括人类）的大脑，并仅凭肉眼来识别它们的相似和不同之处。麦克莱恩指出，人类大脑有一系列其他哺乳动物大脑没有的新部分，他称其为新皮质。他还得出结论，哺乳动物的大脑有一系列爬行动物大脑没有的部分，他称其为边缘系统。于是，一个关于人类起源的故事由此诞生了。

麦克莱恩的"三重脑"理论在科学界的某些领域获得了广泛关注。他的推测简单易懂，与查尔斯·达尔文人类认知进化的观点似乎是一致的。达尔文在《人类的由来》一书中宣称，人类的思维随着身体的进化而进化，因此每个人的内心都潜藏着一头远古野兽，我们通过理性思维来驯服它。1977年，天文学家卡尔·萨根在其著作《伊甸园之龙》中，把"三重脑"理论介绍给大众。该书后来获得普利策奖。今天，像蜥蜴脑和边缘系统这样的术语在科普图书、报纸和杂志中依然随处可见。事实上，在编写本课时，我还在当地的超市里偶然发现了一期《哈佛商业评论》的特刊，上面解释了如何"刺激顾客的蜥蜴脑来完成销售"。旁边是《国家地理》的特刊，列出了所谓的"情感大脑"的所在区域。

鲜为人知的是，在《伊甸园之龙》问世时，大脑进化专家已经有了强有力的证据证明"三重脑"理论是错误的：证据隐藏在被称为神经元的脑细胞的分子结构中，但肉眼无法看见。到了20世纪90年代，专家们已经完全否定了"三重脑"理论。当他们用更复杂的工具分析神经元时，该理论根本站不住脚。

在麦克莱恩时代，要比较两种动物的大脑，科学家采用的方法是：给大脑注射染料，然后把它们切成像纸一样的薄片，再放在显微镜下，通过肉眼观察染色的切片。今天，神经科学家在研究大脑时，依然会采用这种方法，但他们有了更先进的方法，不仅能够窥视神经元内部，还可以对其中的基因进行检查。他们发现，两种动物的神经元可能看起来非常不同，但实际上包含相同的基因，这表明这些神经元具有相同的进化起源。例如，如果我们在某些人类和大鼠的神经元中发现了相同的基因，那么，具有这些基因的相似神经元很可能存在于我们最后的共同祖先身上。

通过这些方法，科学家已经了解到，在大脑进化过程中，大脑结构并不是像沉积岩的地质层那样逐层增加的。但是，人类的大脑与大鼠的大脑明显不同，那么，如果不是通过增加层次，我们的大脑到底是如何变得不同的呢？

事实证明，随着时间的推移，大脑在进化中变得越来越大，并进行了重组。

下面来看一个例子。你的大脑有四组神经元，或者说是四个大脑区域，通过它们，你不仅能感觉到身体的动作，还产生了触觉。这些大脑区域统称为初级体感皮质。

然而，在大鼠的大脑中，初级体感皮质只有一个区域，且只执行相同的任务。如果像麦克莱恩那样，仅用肉眼观察人类和大鼠的大脑，我们可能也会觉得，和人类大脑相比，大鼠大脑中少了三个躯体感觉区域。于是，我们很容易得出这样的结论：这三个区域是人类进化出来的全新功能，是人类特有的功能。

然而，科学家发现，人类大脑四个区域和大鼠的单个区域包含许多相同的基因。这个科学信息暗示了某个进化问题。也就是说，大约在 6 600 万年前，人类和啮齿动物的最后一个共同祖先，可能只有一个体感区域，执行着今天我们四个区域所做的一些任务。随着我们的祖先进化出更大的大脑和身体，这个单一区域可能进行了扩展和细分，并重新分配了职责。大脑区域之间的这种安排——分离然后整合——创造了一个更复杂的大脑，可以控制一个更大、更复杂的身体。

比较不同物种的大脑以寻找相似之处，是一项十分艰巨的任务，因为进化的过程是曲折而不可预测的。眼见不一定为实。肉眼看起来不同的部分可能具有相似的基因，而基因不同的部分可能看起来非常相似。即使你在两种不同动物的大脑中发现了相同的基因，这些基因也可能具有不同的功能。

根据最近的分子遗传学研究成果，我们现在知道，爬行动物和非人类哺乳动物拥有与人类相同的神经元，甚至包括那些创造了传说中的人类新皮质的神经元。人类大脑并不是在爬行动物大脑的基础上，额外增加了情感和理性部分进而进化来的。相反，更有趣的事情发生了。

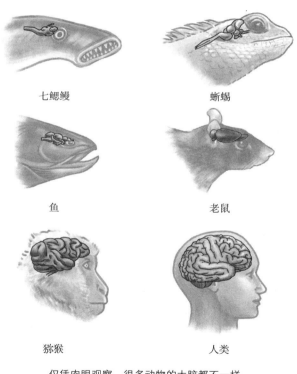

七鳃鳗　　　　　　　蜥蜴

鱼　　　　　　　　　老鼠

猕猴　　　　　　　　人类

仅凭肉眼观察，很多动物的大脑都不一样

科学家最近发现，所有哺乳动物的大脑都遵循同一个构造计划，爬行动物和其他脊椎动物的大脑很可能也遵循同样的计划。许多人，包括许多神经科学家，对此都不太熟悉，而那些了解它的人也只是刚刚开始考虑它的意义。

通常的大脑构造计划在受孕后不久就开始了，此时胚胎开始产生神经元。令人吃惊的是，哺乳动物大脑中神经元的形成顺序是可预测的。小鼠、大鼠、狗、猫、马、食蚁兽、人类，以及迄今为止人类研究的所有其他哺乳动物物种，都遵循这个顺序。同时，遗传学证据也有力地表明，这个顺序也适用于爬行动物、鸟类和一些鱼类。没错，根据我们的科学知识，你大脑的结构和吸血七鳃鳗的是一样的。

如果这么多脊椎动物的大脑都是以相同的顺序发育的，那么，为什么这些大脑看起来如此不同？因为构造过程是分阶段进行的，物种不同，每个阶段持续时间也不同，有长有短。生物构造模块是相同的，不同的是时长。例如，和人类大脑皮质神经元发育阶段所需的时间相比，啮齿类动物同阶段发育所需的时间相对较短，蜥蜴在该阶段所需的时间更短，所以人类大脑皮质最大，小鼠次之，而蜥蜴的最小（或根本不存在——关于这一点，一直存在争议）。如果你有办法进入蜥蜴胚胎，迫使这个阶段的发育时间和人类持续的时间一样长，它就会产生类似于人类大脑皮质的东西。（但它不会具备人类大脑皮质的功能。毕竟，大小并不代表一切，人类大脑也是如此。）

因此，人类大脑没有新增部分。你大脑中的神经元不仅可以在其他哺乳动物的大脑中被发现，也可以在其他脊椎动物的大脑中被找到。这个发现推翻了"三重脑"理论的进化基础。

那么接下来发生了什么？人类大脑有一个非常大的大脑皮质，由此我们就成了最理性的动物？的确，我们的大脑皮质很大，并且随着进化过程不断增大，这使得我们在某些事情上比其他动物做得更好。在稍后的课程中，我们将介绍这一点。但真正的问题是，和大脑其他部分相比，大脑皮质是否占据了更大的比例？因此，一个更有意义的科学问题是：考虑到大脑的整体大小，我们的大脑皮质是否异乎寻常地大？

为什么这个问题更有意义？要想理解这一点，我们来看一个比喻。想象一下你在不同家庭中看到的厨房，有的很大，有的很小。现在，想象一下，你发现自己在一个巨大的厨房里。此时你可能会想，哇，这家人一定很喜欢做饭。这种猜测合理吗？当然不，仅凭厨房大小就得出这个结论当然不合理。你还必须考虑，按照比例，厨房与房子其他部分是否相称。大房子里有大厨房很正常——它不过是典型房屋平面图的放大版。但如果房子很小，厨房很大，那么很可能有特殊的原因，比如这家主人是美食家。

同样的原理也适用于大脑。如果一个大脑很大，那么，相应地，有一个相称的很大的大脑皮质就没什么特别的了。事实上，人类的大脑正是如此。在所有哺乳动物中，大脑皮质很大的动物，它们的体型也会很大。猴子、黑猩猩和许多食肉动物的大脑较小，大脑皮质也较小，而人类大脑皮质只不过是它们大脑皮质的放大版。而与大象和鲸鱼的大脑皮质相比，我们的又变成了一个缩小版。如果猴子的大脑能长到人类大脑的大小，那么它的大脑皮质将和人类的一样大。大象的大脑皮质比我们的要大得多，如果人类拥有了和大象一样大的大脑，大脑皮质也会一样大。

因此，我们进化出较大的大脑皮质并没有什么奇怪的，也不需要进行任何特别的解释。大脑皮质的大小也无法说明一个物种有多理性。（如果真是这样，最著名的哲学家可能就是霍顿、巴巴和小飞象①了。）西方科学家和学者提出的大脑皮质越大越理性的概念，已经存续了很多年。而事实是，在进化过程中，某些基因发生突变，导致大脑发育的特定阶段的时间有长有短，进而根据比例，形成大小各异的大脑。

所以，你的大脑中并没有一个蜥蜴脑或一个情绪化的兽性大脑，也不存在一个专门处理情绪的边缘系统。你的新大脑皮质并不是一个新的部分，许多其他脊椎动物也具有相似的神经元，如果关键阶段持续的时间足够长，这些神经元就会形成大脑皮质。任何你读到或听到的宣称人类大脑新皮质、大脑皮质或前额皮质是理性的根源，或者额叶调节大脑主管情绪的区域以控制非理性行为的说法都是过时的或极不完善的。"三重脑"理论及其在情感、本能和理性之间的漫长斗争不过是一个现代神话。

需要说明的是，我并不是说我们的大脑没有优势。（关于人类大脑的优势，我会在接下来的课程中逐一呈现。）虽然我们确实是唯一能建造摩天大楼和发明炸薯条的动物，但

---

① 霍顿、巴巴和小飞象分别为《霍顿与无名氏》《大象巴巴》《小飞象》中的卡通角色。——编者注

我们必须明白的是，拥有这些能力，不仅仅是因为我们的大脑很大。另外，很多动物进化出了人类所没有的能力，在很多方面甚至超越了人类。我们没有翅膀，不能飞。我们不能举起比自身重量重 50 倍的东西。人类身体部位被切除后，无法再生长。这些能力对我们来说属于超能力，但对某些所谓的低等生物来说，却是再正常不过的能力了。在某些任务上，细菌甚至比我们更有天赋，比如在外太空或肠道内部等恶劣、陌生的环境中生存。

自然选择并没有针对我们——人类只是一种有趣的动物，具有特殊的适应性，帮助我们在特定的环境中生存和繁衍。但其他动物并不比人类差。每种动物都有自己适应环境的独特方法。你的大脑并不比小鼠或蜥蜴的大脑进化得更高级，只是进化方式不同而已。

如果是这样，为什么"三重脑"理论还很受欢迎？为什么大学教科书仍然描述人脑的边缘系统，说它是由大脑皮质控制的？如果几十年前大脑进化专家就否定了这些想法，为什么昂贵的高管培训课程依然会教首席执行官们如何掌握人类的蜥蜴脑？部分原因是，这些专家需要一个更好的公关部门。但更主要的是，"三重脑"理论有值得肯定的部分。根据该理论，我们凭借独特的理性思维能力战胜了动物本性，成为这个星球的主宰者。相信"三重脑"理论，就相当于给自己颁发了"最佳物种"一等奖。

柏拉图的战争论，即理性与情感和本能之间的战争，长期以来一直是西方文化对我们行为的最佳解释。如果你适当地克制自己的本能和情绪，你的行为就被认为是理性和负责任的。当出现不理性行为时，你会被认为是不道德的，有时甚至会被认为有精神疾病。

但究竟什么是理性行为呢？传统上，它是指不受情绪干扰的行为。思维被认为是理性的，而情感则被认为是非理性的。但事实未必如此。有时候，情感也是理性的，比如，当处在迫在眉睫的危险之中时，你会感到害怕。反过来，思维也不都是理性的，比如，你刷了好几个小时的社交媒体，告诉自己你一定会发现一些重要的东西。

也许，可以根据大脑最重要的职能定义理性：身体预算——对我们每天所需的水、盐、葡萄糖和其他身体资源的管理。在这个观点中，理性意味着消耗或节省资源，以便在当前环境中取得成功。假设你的身体正处在危险中，大脑会为逃跑做好准备。它会指挥肾上腺（位于肾脏上方）分泌皮质醇，这是一种能快速提供能量的激素。但根据"三重脑"理论，皮质醇的激增是本能行为，而不是理性的。但是从身体预算的角度看，皮质醇的激增是合理的，因为你的大脑正在为你的生存和潜在后代的生存做出合理的投资。

如果没有危险，你的身体依然做着逃跑的准备，是不是就代表不理性呢？这取决于周围环境。假设你是战区的一名士兵，那里危机四伏，你的大脑经常预测到危险是很正常的。但有时大脑也会猜错，在没有危险的情况下让你分泌皮质醇。从某种意义上说，我们可以把这种错误的预警视为对资源的不必要消耗，因为你以后可能会需要这些资源，因此这是不合理的。但若在战区，从身体预算的角度来看，这种错误预警可能是合理的。在那一刻你可能会浪费一点儿葡萄糖或其他资源，但从长远来看，你更有可能存活下来。

如果你从战争中回到一个更安全的环境中，但你的大脑仍然发出错误预警，这属于创伤后应激障碍，这种行为依然可以被认为是一种合理行为。你的大脑认为存在威胁，它正在保护你，虽然频繁消耗能量会减少你的身体预算。问题在于，你的大脑相信威胁存在。虽然环境中已经不存在威胁了，但大脑还没有调整好。那么，我们所说的精神疾病，可能是一种短期内的合理身体预算，但它与眼前的环境、他人的需求或你自己的最佳利益并不同步。

因此，理性行为意味着在特定的情况下进行良好的身体预算投资。当剧烈运动时，血液中的皮质醇会增加，你可能会感到不舒服，但我们认为运动是合理的，因为运动对我们的健康有益。当你被同事批评时，皮质醇的激增也可能是合理的，因为它能提供更多的葡萄糖，有助于你学习新东西。

对这些想法不能过于较真，否则可能会动摇我们社会中各种神圣制度的基础。例如，在法庭上，律师会辩护说，他们的当事人属于激情犯罪，当时情绪压倒了理智，因此他们的行为不能完全归咎于他们。但感到痛苦并不能证明你失去了理性，也不能证明你所谓的情感大脑劫持了你所谓的理性大脑。痛苦可以证明的是，你的整个大脑都在为预期的回报消耗资源。

许多其他的社会制度都沉浸在与自身开战的思想中。在经济学中，投资者的行为模型假设理性和感性存在明显区别。在政治上，我们的领导人现在监管的行业可能恰恰是过去带给他们便利的行业，这对他们来说存在明显的利益冲突，但他们相信自己可以很容易抛开情感，从人民的利益出发，做出理性的决定。这些崇高思想的背后，潜藏着"三重脑"理论的神话。

你只有一个大脑，不是三个。要想摆脱柏拉图战争论的干扰，我们可能需要从根本上重新思考理性意味着什么，对我们的行为负责意味着什么，甚至可能需要重新思考作为人类意味着什么。

第 2 课 | 大脑网络

在地球上，人类对大脑的思考已有数千年的历史。亚里士多德认为大脑是心脏的冷却室，就像你车里的散热器。中世纪的哲学家坚持认为，某些脑腔容纳了人类的灵魂。19 世纪，有一种流行的观念，叫作颅相学。它把大脑描绘成一张拼图，每一块拼图都可以产生一种不同的人类品质，比如自尊、破坏性或爱。

冷却室、灵魂之家、拼图游戏——这些都可以帮助我们理解大脑及其运作方式。

今天，我们依然可以看到无数关于大脑的"事实"，但实际上，这些所谓的"事实"只不过是个比喻。例如，我们经常听说，左脑负责逻辑而右脑负责创造，这就是个比喻。心理学家丹尼尔·卡尼曼在《思考，快与慢》一书中探讨了如下概念：人的大脑中存在两个系统，"系统1"负责快速的本能反应，"系统2"负责缓慢的、深思熟虑的行为。（卡尼曼很清楚，系统1和系统2是关于大脑的比喻，但它们经常被误认为是大脑结构。）一些科学家将人类的大脑描述为一系列"心理器官"的集合，包括恐惧、同理心、嫉妒和其他为生存而进化的心理工具，但大脑并不是这样的结构。你的大脑也不会因为活动而"亮起来"，就好像有些部分开着，有些部分关着。它也不像计算机文件那样"存储"记忆，以便以后检索和打开。这些对大脑的比喻，都已经过时了。

如果真正的大脑并不像这些比喻所描述的那样工作，"三重脑"也只是一个神话，那么到底是什么样的大脑使我们成了现在的我们？是什么样的大脑赋予了我们合作的能力、语言的能力，以及猜测他人想法和感受的能力？什么样的大脑是创造人类心智所必需的？

要想回答这些问题，我们首先要明白一个说法：大脑是一个网络——由多个部分组成，彼此连接，作为一个单一整体发挥作用。我们周围有很多这样的网络，大家都很熟悉。互联网把多个设备连接在一起。蚁穴是一个由隧道连接的地下网络。社交网是人与人交互联系的关系网。而你的大脑是一个由 1 280 亿个神经元组成的网络，它是一个单一的、庞大的、灵活的结构。

大脑网络不是一个比喻。这是现代科学能够提供的最佳描述，描述了大脑是如何进化，如何构造，以及如何运作的。正如你将看到的，这个网络结构将使我们进一步了解是什么让你的大脑创造了你的思维。

1 280 亿个神经元如何形成一个单一的大脑网络？一般来说，每个神经元看起来像一棵小树，顶部长满茂密的树枝，长长的树干，底部有根。（是的，我知道，我使用了比喻。）茂密的树枝被称为树突，接收来自其他神经元的信号，而树干被称为轴突，通过根部向其他神经元发送信号。

1 280 亿个神经元日夜不停地发出信号。当一个神经元发出信号时，电子信号就会从它的主干传到根部。这个信号致使根部向神经元之间的间隙（被称为突触）释放化学物质。这些化学物质穿过突触，附着在另一个神经元浓密的顶部，刺激该神经元也发出信号。这样，一个神经元就将信息传递给了另一个神经元。

树突、轴突和突触就以这样的方式将你的 1 280 亿个独立的神经元编织成一个网络。为了更简单易懂，我把整个安排称为大脑"线路"。

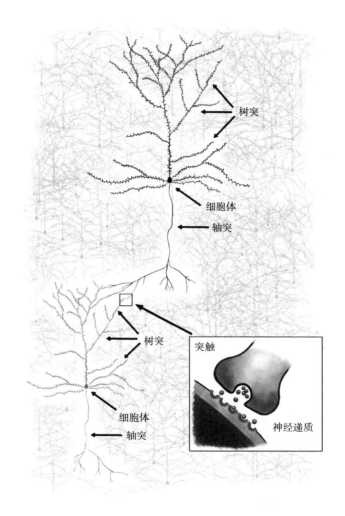

神经元及其线路

你的大脑网络一直都在运行，不需要外界事物激发，神经元一直在传递信号。所有的神经元都会通过它们的线路不断地相互交流。但它们的交流可能会发生变化，忽强忽弱，这取决于周围世界以及你的体内正在发生什么，但交流永远不会停止，直到你离开人世。

大脑中的交流是一种平衡行为，是速度和成本之间的平衡。每个神经元直接将信息传递给其他几千个神经元，然后从其他几千个神经元那里接收信息，神经元和神经元之间建立连接，数量超过 500 万亿。这是一个十分庞大的数字，但如果网络中每个神经元都直接与其他神经元对话，这个数字会更庞大。这样的结构需要更多的连接，你的大脑会耗尽资源来维持自身。

因此，在连线时，大脑选择了一个"更节约"的方式，有点儿类似于全球航空旅行系统。（没错，又是一个比喻。）全球航空旅行系统是一个由世界上 1.7 万个机场组成的网络。你的大脑承载着电子和化学信号，而这个网络承载着乘客（如果足够幸运，还有我们的行李）。每个机场都有直飞其他一些机场的航班，但并不是每个机场之间都有航班往来。如果每个机场之间都有航班往来，空中交通量每年将增加数十亿架次，整个系统将因燃料不足、飞行员和跑道短缺而最终崩溃。相反，一些机场如果充当枢纽，就可以减轻其他机场的负担。内布拉斯加州的林肯没有直飞意大利罗马的航班，所以，要去罗马，你得先从林肯飞到一个枢纽，比如新泽西州的纽瓦克国际机场，然后从那里搭乘航班飞往罗马。有时，你可能需要倒两次航班，停靠两个枢纽。枢纽系统具有灵活性和可扩展性，是国际旅行的主干。尽管很多机场主要负责本地航班，但是全球所有机场都可以参与进来。

大脑网络也是以同样的方式组织起来的。大脑神经元分成不同簇，就像机场一样。进出簇的大多数连接都是本地的，因此，与机场一样，这些簇主要服务于本地交通。此外，一些簇还充当了通信枢纽。它们与许多其他簇紧密相连，其中一些轴突延伸到大脑深处，起到远距离连接的作用。大脑枢纽就像机场枢纽一样，让一个复杂的系统变得高效。它们允许大多数神经元参与全局，即使它们更专注于局部。中枢是整个大脑交流的主干。

枢纽是超临界基础设施。当纽瓦克或伦敦希思罗机场这样的主要枢纽出现故障时，航班延误和取消的情况会波及全世界。想象一下，大脑中枢失灵会发生什么。中枢损伤与抑郁症、精神分裂症、阅读障碍、慢性疼痛、痴呆、帕金森病和其他疾病有关。枢纽是很脆弱的，因为它们是效率点——枢纽使大脑在人体中运行而不消耗身体预算成为可能。

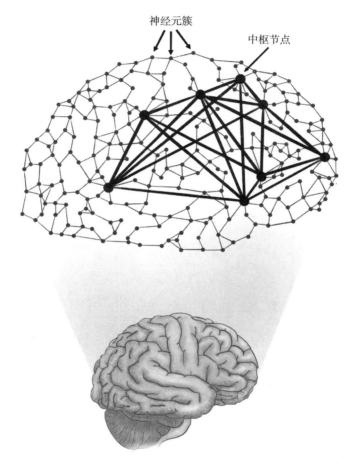

由中枢结点连接的神经元簇

拥有这种精简和强大的枢纽结构，要感谢自然选择。科学家推测，在进化过程中，神经元簇形成大脑网络，这个网络不仅足够强大、速度快、节能，而且足够小，可以塞进你的头骨里。

另外，大脑网络不是静态的，它是不断变化的。有些变化非常快。你的大脑线路沐浴在化学物质中，这些化学物质完成了神经元之间的局部连接。这些化学物质，如谷氨酸、血清素和多巴胺，被称为神经递质，它们使信号在突触间的传递变得更容易或更困难。它们就像机场的工作人员——票务员、安检人员、地勤人员，可以加快或减慢机场内的客流，没有他们，我们根本无法旅行。这些网络变化是即时、持续的，但大脑的物理结构看起来没有变化。此外，其中一些化学物质，如血清素和多巴胺，也可以作用于其他神经递质，增强或削弱它们的影响。当大脑中的化学物质以这种方式起作用时，我们称其为神经调质。它们就像机场之间的天气。当天气晴朗时，飞机飞得很快。当暴风雨来临时，航班就会停飞或改道。在神经调质和神经递质的共同作用下，大脑凭借单一结构承担了数万亿种不同的活动模式。

其他网络变化相对较慢。就像机场建造或翻新航站楼一样，你的大脑也在不断地建设。一些神经元会死亡，而在大脑的某些部分，新的神经元又会诞生。连接可能会增多，也可能会减少。当神经元一起放电时，连接会变得更强，当神经元不一起放电时，连接会变弱。这些变化就是科学家所说的可塑性，它们会贯穿你的一生。任何时候，当你学到一些东西——一个新朋友的名字或者新闻中一个有趣的事实，这些经历就会被编码进你的记忆回路中，这样你就能记住它，随着时间的推移，这些编码会改变你的记忆回路。

从另一个角度来讲，大脑网络也是动态的。随着神经元改变沟通对象，单个神经元可扮演的角色也不相同。例如，视觉能力与大脑中一个叫枕叶皮质的区域密切相关，这个区域通常被称为视皮质；然而，它的神经元经常携带听觉和触觉信息。事实上，如果你把视力正常的人的眼睛蒙上几天，教他们识别盲文，他们视皮质的神经元会更专注于触觉。取下眼罩，24小时后效果就会消失。同样，若婴儿出生时患有致密性白内障，这意味着大脑无法接收视觉信息输入，那么视皮质的神经元就会被用于其他感官。

大脑中的一些神经元连接十分灵活，它们的主要职责就是承担多重功能，例如背内侧前额皮质，它是前额皮质的一部分。该区域不仅参与身体预算，也参与人的记忆、情感、知觉、决策、痛苦、道德判断、想象、语言、移情等。

总的来说，每个神经元都具有不止一种功能，且功能大小并不相等，有的功能多一些，有的少一些。即使科学家以某种功能来命名大脑区域，比如"视皮质"或"语言网络"，这个名字也往往反映出科学家当时的关注点，而不是该大脑区域只有此种功能。我并不是说每个神经元都是全能的，具有所有功能，而是说，神经元可以有很多功能，就像一个机场可以起飞飞机、出售机票和提供糟糕的食物一样。

同样，不同的神经元组可能产生同样的结果。现在就试试这个：伸手去拿你面前的东西，比如手机或巧克力；把手缩回来，以完全相同的方式再次伸向它。即使是这样一个简单的触达动作，如果做了多次，也可以由不同的神经元组来引导。这种现象叫作简并。

科学家怀疑所有的生物系统都有简并现象。例如，在遗传学上，不同的基因组合可以产生相同颜色的眼睛。你的嗅觉和免疫系统也存在简并现象。运输体系也一样。从伦敦飞往罗马，你可以选择不同的航空公司、不同的航班、不同型号的飞机、不同的座位和不同的乘务员。副驾驶可以代替飞行员。大脑的简并现象意味着，你的行为和经历可以通过多种方式产生。例如，当每次感到害怕时，你的大脑可能会用不同的神经元组来构建这种感觉。

至此，我们可以看出，把大脑视为一个网络是非常有帮助的。这一观点充分体现了大脑的大部分动态行为——可塑性引起的缓慢变化、神经递质和神经调质引起的快速变化，以及多任务神经元的灵活性。

把大脑视为网络组织还有另一个优势。它赋予大脑一个特性，即复杂性，它是创造人类思维的关键，通过这种能力，大脑可以将自己配置成大量不同的神经模式。

一般来说，一个复杂的系统是由许多相互作用的部分组成的，这些部分相互协作，以创建多种活动模式。全球航空旅行系统是一个复杂的系统，它的各个部分——票务员、空中交通管制员、飞行员、飞机、地勤人员等——相互依存，共同构成了一个完整的系统。一个复杂系统的行为不仅仅是其各部分的总和。

复杂性让大脑具有在各种情况下灵活行动的能力。它开启了一扇门，让我们可以抽象思考，拥有丰富的口头语言，想象一个与现在截然不同的未来，并拥有建造飞机、吊桥和扫地机器人的创造力和创新能力。复杂性还帮助我们超越自身生存环境，思考整个世界，甚至外太空，并在某种程度上关心过去和未来，而其他动物则不会。复杂性本身并不能赋予我们这些能力，许多其他动物也有复杂的大脑。但要拥有这些能力，复杂性必不可少，它是一个关键因素，人类的大脑拥有极高的复杂性。

就大脑而言，是什么构成了它的复杂性？想象一下，数十亿的神经元，每一个都使用神经递质、神经调质和其他动态信号，同时向其他特定的神经元发送信号。这就是大脑活动的一种"模式"。复杂性意味着你的大脑可以通过将过去形成的旧模式碎片组合起来，创造出大量不同的模式。其结果就是，在一个瞬息万变的环境中，大脑通过回忆过去有用的模式，形成新的模式并进行尝试，从而让自己高效运转起来。

一个系统的复杂性高低取决于它可以通过重新配置自身来管理多少信息。和全球航空旅行系统的复杂性非常类似。通过不同的航班组合，旅客可以飞到任何地方。如果有新机场被启用，航空旅行系统就可以重新配置以适应新机场。如果一个机场因龙卷风而被破坏，旅行可能会中断一段时间，但最终航空公司可以通过绕道来解决这个问题。相比之下，一个复杂性较低的系统无法对自己进行重新配置。如果任何一条给定的航线只有一个飞行计划，或者所有飞机都被迫在一个枢纽进出，那么航空旅行系统的复杂性就会降低。如果该枢纽被破坏，那么整个航空运输系统就会陷入停顿。

为了探索大脑复杂性的高低，设想两个大脑，它们都不如你的大脑复杂。第一个大脑和你的大脑一样，大约有 1 280 亿个神经元，但每个神经元都彼此相连。当一个神经元接收到改变其放电速率的信号时，所有其他神经元最终也会发生同样的变化，因为它们是相互连接的。我们称它为"肉饼脑"，因为它的结构非常一致。从功能上讲，"肉饼脑"的复杂性比你的大脑低，因为不管在任何时候，它的 1 280 亿个元素实际上只是一个单一的元素。

第二个大脑也有 1 280 亿个神经元，但它被分割成一个个不同的区域，每个区域提供特定的功能——看、听、闻、尝、触、想、感觉等——就像 19 世纪颅相学家想象的大脑一样。这个大脑就像一组协同工作的专业工具，就像一把折叠小刀，所以我们称它为"折叠刀大脑"。"折叠刀大脑"比"肉饼脑"复杂，但仍然不如你的大脑复杂，因为每种工具对"折叠刀大脑"所形成的模式总数帮助不大。一把真正的小刀，比如，一把真正的折叠刀，有 14 种工具，有大约 1.6 万种可能的打开模式（准确地说，是 2^{14} 种），再增加一种，变成 15 种工具，也只会使总数增加一倍。然而，你大脑的神经元有多种功能，这些功能会使模式的数量呈指数级增加。如果你有一把折叠刀，它有 14 种工具，现在为每种工具添加一个额外的功能——比如，让刀片充当一个简陋的开瓶器，用螺丝刀打孔，等等——那么构成的模式就会从大约 1.6 万种（2^{14}）跃升到 400 多万种（3^{14}）。换句话说，当大脑现有的部分区域变得更灵活，增加新功能时，结果将比我们通过增加新区域而获得的复杂度要高得多。

"肉饼脑"和"折叠刀大脑"可能都有一些优势，但一个高复杂性的大脑比它们都强。

越复杂的大脑能记住的东西越多。和计算机存储文件的方式不同，大脑在存储记忆时，会根据需要用电流和快速旋转的化学物质来重建它们，我们称这个过程为记忆，但它实际上是个组装过程。一个复杂的大脑所能组装的记忆远远多于"肉饼脑"和"折叠刀大脑"。另外，即使是相同的记忆，你的大脑也会用不同的神经元组来组装它

（这就是简并）。

大脑复杂程度越高，创造力也就越强。一个复杂的大脑能够以新的方式结合过去的经验，处理它从未遇到过的事情。例如，爬一座不熟悉的小山或楼梯而不会摔倒，因为你过去曾爬过类似的小山或楼梯。环境发生变化，需要不同的身体预算，复杂的大脑能够更快地调节以适应变化。这是人类能够在多种气候和社会结构中成功生存的原因之一。如果你必须从赤道搬到北欧，或者从一个悠闲的文化环境搬到一个规则严格的文化环境，那么你复杂的大脑能让你很快适应。

除此之外，大脑复杂性越高，抗损伤能力越强。如果一个神经元簇停止工作，其他的神经元簇就会代替它。这就是复杂的大脑可能更受自然选择青睐的原因之一。"折叠刀大脑"并不具备这种能力，如果是"折叠刀大脑"，失去神经元更可能意味着丧失功能。

人类的大脑可能是地球上最复杂的大脑之一，但它们并不是唯一具有高度复杂性的大脑。不同物种的大脑结构不同，智能行为在很多动物身上都出现过。以章鱼为例，它复杂的大脑分布在全身。章鱼能解开谜题，甚至能拆除水族馆里的水族箱。鸟类的大脑也很复杂。一些鸟类可以使用简单的工具，并且有一定的语言能力，尽管它们的神经元并没有形成大脑皮质。记住，高度复杂的人脑并不是进化的顶峰，它只是很好地适应了我们居住的环境。

高度的复杂性可能是使你成为人类的先决条件，但它本身并不能使人类的大脑产生人类的思维。旧石器时代的祖先在捡起一块石头时，想象着未来手斧的画面，需要的不仅仅是一个高度复杂的大脑。同样，一张纸、一块金属和一块塑料的物理性质不同，把它们都视为具有相似功能的物体，如货币，仅凭一个复杂的大脑是做不到的。高度的复杂性可以帮助你爬上一段不熟悉的楼梯，但你需要更多的复杂性才能理解为了获得权力和影响力而攀爬社会阶梯意味着什么。思考人类大脑的本质，并创造各种比喻描绘大脑的样子，如"三重脑"，系统1和系统2，需要的也不仅仅是高度复杂的大脑。这些充满想象力的壮举除了需要高度的复杂性，还需要很多其他因素，随后的课程将为大家详细介绍。

正如我前面提到的，大脑网络不是一个比喻。这是当今科学对大脑最好的描述。它允许我们思考一个物理结构如何在瞬间重新配置，有效整合大量信息。它通过量化不同大脑的复杂性，揭示了它们之间的异同。它甚至帮助我们明白了大脑在受损时是如何进行修复的。

不过，在解释大脑网络时，我还是运用了一些比喻。例如，"线路"这个词就是一个比喻。神经元并没有真正连成线——它们是被我们称为突触的小间隙分开的，实际上它们是由化学物质完成连接的。神经元也不是树，没有树干和枝叶。你的大脑也不可能存在机场。

解释复杂话题，利用熟悉、简单的事物进行比喻，这有助于理解。然而，如果人们把比喻当成一种解释，那么它的简单性可能会成为它最大的失败。例如，在生物学中，基因有时被描述为"蓝图"。根据这个比喻，如果单从字面上理解，你可能会认为特定的基因总是具有相同的基本功能，比如，形成一个特定的特征或身体的一部分。（但并非如此。）物理学家有时会说，光是以波的形式传播的，这个比喻让我们认为，空间就像海洋一样含有某种物质，可以让这些波通过。（事实并不是这样的。）比喻容易引发误解，需谨慎使用。

复杂的大脑网络不是一个比喻，此处不再赘述。你的大脑也不是仅有神经元，它还包括血管和各种我没讲过的液体。它也包括其他种类的脑细胞，被称为神经胶质细胞，它们的功能方式科学家还没有完全理解。令人惊讶的是，大脑网络甚至可能延伸到肠道。科学家在肠道里发现了可以通过神经递质与你的大脑沟通的微生物。

随着科学家对大脑及其相互联系了解得越多，我们就越有可能找到更好的方式来描述它的结构和功能。在那之前，将大脑理解为一个复杂的网络，有助于我们思考人类的大脑是如何在不需要所谓的理性和超大的大脑新皮质的情况下创造出人类的思维的。如果说人类大脑的进化有什么了不起的成就，那就是其极高的复杂性。

第 3 课 | 大脑如何
与外界沟通

不知你有没有注意到，许多动物刚出生时都比人类新生儿能力强。一条刚孵化的花纹蛇可以立刻自行滑行。小马出生后不久就会走路，黑猩猩的幼崽儿降生后立刻就能紧紧抓住妈妈的毛发。相比之下，人类新生儿就很可怜了，他们甚至无法控制自己的四肢。直到几周后，他们才会有意识地拍打自己的小手。许多动物刚一孵化或出生后，大脑就能够完全控制自己的身体，但这对人类来讲几乎是不可能的。人类新生儿大脑要想具备成人大脑的全部结构和功能，完成所有大脑网络的连线，大概需要25年。

　　人类在出生时大脑线路只完成了一部分，为什么我们会以这种方式进化？没有人知道确切的答案（尽管许多科学家乐于给出推测）。我们所能了解的就是，出生后这些连线的指示来自哪里，以及这种安排给我们带来了什么好处。

学者们通常从先天与后天两个方面来讨论这个问题——哪些是先天的，是出生前就已经植入我们基因的；哪些是后天的，是我们从我们的文化中习得的。但这种区分是错误的。我们不能只把原因归结于基因或环境，因为这两者就像一对儿跳着热情探戈的恋人，彼此纠缠在一起，非得把它们分别称为"先天"和"后天"是无济于事的。

在很大程度上，婴儿的基因受周围环境的引导和调节。例如，婴儿出生后只有视网膜定期暴露在光线下，大脑中与视觉最为相关的区域才能正常发育。婴儿的大脑还可以根据婴儿耳朵的具体形状来确定世界上的声音。更奇怪的是，婴儿的身体需要一些从外界潜入的额外基因才能获得成长。这些微小的访客在细菌和其他生物体内旅行，并对大脑产生影响。科学家刚刚开始了解它们的影响方式。

婴儿的大脑连线指令不仅来自物理环境，也来自社会环境，包括像你我这样的看护者。当抱着一个刚出生的女孩时，你要面对面看着她，并保持适当距离，教她的大脑处理和识别面孔。让她观察盒子和建筑物，可以训练她的视觉系统，让她识别物体边缘和角落。我们和婴儿做的许多其他社交活动，比如拥抱、交谈和关键时刻的眼神交流，都有意无意地对他们的大脑进行了塑造，而这种塑造是不可逆转的。基因在构建婴儿大脑回路中起着关键作用，它们也为我们打开了一扇门，让我们把新生儿的大脑和其文化背景连接到一起。

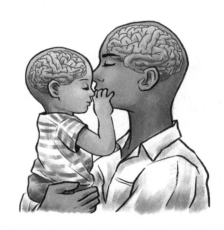

看护者在婴儿大脑回路的构建中起了关键作用

当信息从外界传递到新生儿的大脑时，一些神经元会比其他神经元更频繁地一起活动，导致大脑逐渐发生变化，我们称这为可塑性。这些变化包括两个过程，即"调整"和"修剪"，共同推动婴儿的大脑向更高的复杂性发展。

"调整"意味着加强神经元之间的联系，特别是那些经常使用的，或者对你的身体资源（水、盐、葡萄糖等）预算很重要的联系。如果我们依然把神经元想象成小树，"调整"可以帮树枝状的树突变得更加浓密。像树干一样的轴突形成了一层更厚的髓磷脂，类似于一层脂肪"树皮"，就像电线周围的绝缘层，有助于信号更快地传播。相较于没有调整或调整不好的连接，经过调整的连接可以更有效地携带和处理信息，在将来也更有可能被重用。这意味着大脑更有可能重建特定的神经模式，包括那些调整过的连接。就像神经科学家常说的那样："一起放电的神经元连接在一起。"

与此同时，较少使用的连接会减弱并消失。这个过程被称为"修剪"，即人们常说的"用进废退"。在大脑的发育中，"修剪"至关重要，因为人类天生拥有的连接很多，大部分最后都用不上。人类胚胎产生的神经元是成人大脑所需神经元的两倍，而婴儿的神经元也比成人大脑中的神经元多。未使用的连接一开始很有用，它们有助于大脑适应不同的环境。但从长远看，未使用的连接是一种负担，从新陈代谢的角度来说，它们没有贡献任何有价值的东西，所以大脑维持它们是在浪费能量。好消息是，清除这些额外的连接可以为大脑腾出更多学习空间——也就是说，可以调整更多有用的连接。

调整和修剪过程不断进行，经常同时发生，受婴儿大脑外部的物理和社会环境，以及婴儿身体的生长和活动的驱动。这两个过程贯穿人的整个生命周期。茂密的树突不断地长出新芽，而你的大脑会调整和修剪它们。未经调整的新芽几天就会消失。

调整和修剪使新生儿的大脑发展为典型的成人大脑，下面来看三个有关调整和修剪的例子。通过这些例子，我们能够明白，在我们出生后最初的几个月或几年里，在外界连接指令下，我们的大脑是如何完善连接的。

先看第一个例子，考虑一下你是如何管理你的身体预算的。饿了，你会打开冰箱找吃的。累了，你会躺到床上休息。冷了，你会添加衣服。激动时，你会深呼吸，让自己冷静下来。婴儿不能自己做这些事情。在没人帮助时，他们甚至不会打嗝。

这就是看护者的作用。他们通过给婴儿喂奶、设定（或尝试设定）睡眠时间、用毯子包裹和拥抱，来调节婴儿的物理环境和身体预算。这些动作有助于婴儿的大脑维持身体预算，从而使其内部系统高效运转，维持生命和健康。

如果看护者把这些都做得很好，婴儿的大脑就可以进行自我调整和修剪，以执行健康的身体预算。慢慢地，看护者的作用逐渐减弱，因为婴儿的大脑变得越来越有能力控制自己的身体，她能够自己入睡，不再需要他人抱着，或者可以自己吃香蕉，把香蕉准确放进嘴里，而不再吃得满脸都是。要让这个小大脑可以学会自己穿毛衣或做早餐，可能需要几年的时间，但最终她将对自己的身体预算承担主要责任。

即使照顾不当，婴儿大脑回路也会逐渐构建。如果你不让婴儿自己入睡，而是每天晚上摇着她入睡，那么，在得不到任何帮助的情况下，她的大脑可能学不会如何入睡。如果婴儿长时间哭泣却得不到关注，她的大脑可能会意识到这个世界是不可靠和不安全的，而她的身体预算也会变得不稳定。

然而，当她学会走路后，情况就大大不同了。此时，小孩子容易发脾气，但她的大脑必须学会在发脾气后让身体平静下来，并最终学会在不发脾气时先进行身体预算。当我女儿还小的时候，我发现给她空间是很有帮助的，这样她的大脑就可以学会抚慰她的身体。一般来说，当看护者为幼儿创造学习机会，而不是犹豫不决、照顾他们的每一个需求时，幼儿就能学会更好地管理自己的身体预算。为人父母的一大挑战是：知道什么时候该介入，什么时候该退出。

关于调整和修剪的第二个例子涉及在学习时如何集中注意力。你有没有过这样的经历：你身处一群人中，并没有真正关注周围人的谈话，然后有人说了你的名字，你立刻就会听到？（科学家称这为"鸡尾酒会效应"。）成年人的大脑可以毫不费力地专注于一件事而忽略其他事情，就像黑暗中的聚光灯一样。这是因为你的大脑网络中包含更小的神经元簇，它们的主要工作是关注重要细节，忽略无关信息。在你不知道的时候，你的大脑会自动而持续地集中注意力。

有时，我们集中注意力确实需要一些帮助——这就是降噪耳机卖得这么好的原因。但新生儿大脑中不存在"聚光灯"，它更像一盏灯笼，光线笼罩周围的广阔区域。新生儿的大脑不知道什么重要，什么不重要，所以他们不能像成年人那样集中注意力。新生儿的大脑中还缺少足够的线路把灯笼四散的光线聚集到一起。

同样，这时的新生儿需要来自社会环境中的看护者的帮助。他们需要不断引导婴儿把注意力放到感兴趣的事情上。一位妈妈拿起一只玩具狗，看着它。她看了看她的儿子，然后看了看玩具狗，引导着婴儿的目光。她转向她的儿子，故意用一种抑扬顿挫的语调说："多可爱的小狗啊！"这位妈妈通过语言和来回切换的目光（科学家把这些行为称为"分享注意力"），提醒婴儿，玩具狗很重要——也就是说，玩具可能会影响他的身体预算，所以他应该关心和了解玩具狗。

在分享注意力的过程中，婴儿慢慢地学会了分辨环境中哪些部分是重要的，哪些部分不重要。然后，婴儿的大脑就能够构建自己的环境，知道哪些与身体预算有关，哪些可以忽略。科学家称这种环境为"生态位"。每个动物都有一个生态位，当感知世界，做出有价值的动作，并调节自己的身体预算时，它就创造了这个生态位。成年人拥有一个巨大的生态位，可能是所有生物中最大的。你的生态位不仅包括你的周围环境，还包括了世界各地的事件，也包括过去、现在和未来发生的事。

经过数月与看护者分享注意力的练习，婴儿将从他们那里学会如何引起分享注意力。婴儿会通过目光询问某样东西是否在他的生态位上，以及这个东西对他的身体预算意味着什么。通过这种方式，婴儿学会更有效地将注意力集中在重要的事情上。

调整和修剪的第三个例子是你的感官是如何发展的。在出生的头几个月里，婴儿会听到各种各样的声音，包括人们说话的声音。但新生儿无法将注意力集中在特定的事情上，只能无差别地接收周围所有的声音。实验室测试表明，新生儿能够分辨各种各样的语言声音，包括那些他们不常听到的声音。但随着时间的推移，婴儿大脑会根据他更经常听到的声音进行调整和修剪。根据频繁听到的声音，婴儿大脑开始对神经连接进行调整，并将这些声音纳入自己的生态位。不常听到的声音被视为噪声，并被忽略，最终，相关的神经连接将不再被使用，并被修剪掉。

科学家认为，这种修剪可能是儿童比成年人更容易学习语言的原因之一。不同语言，发音不同。例如，希腊语和西班牙语有少量元音，而丹麦语有 20 个或更多元音（取决于它们的计数方式）。如果在婴儿时期，人们用多种语言和你交流，为了听到和区分这些语言的声音，你的大脑可能会进行调整和修剪。如果在婴儿时期，你只听过一种语言，那么学习听和分辨其他语言将是一件非常困难的事。

识别人脸的过程与此类似。当你还是个婴儿的时候，你就学会了辨认周围的人。你的婴儿大脑经过调整和修剪，发现周围人面部的细微差别，这样你就能把他们区分开来。但有一个问题，人们往往都是同种族的人居住在一起，所以婴儿不太有机会接触到大量不同的面部特征。这意味着婴儿的大脑无法自我调整来检测那些不熟悉的特征。科学家认为，这就是你很难记住也很难区分不同种族的人的面孔的原因。幸运的是，通过观察不同的面孔，你可以迅速调整大脑，恢复这种能力。这比听懂一门外语容易多了。

这两个例子——识别面孔和听懂语言——都只和一种感觉有关，但我们生活在一个多感觉的世界里。例如，当你亲吻某人时，你感受到的是一种综合体验，包括看到对方的脸、听到呼吸声、碰触对方甘甜的嘴唇、品尝且闻到对方的味道和气味，以及心跳加速。你的大脑将这些感觉组合成一个连贯的整体。科学家把这个过程称为"感觉统合"。

随着婴儿的成长，感觉统合本身就会进行调整和修剪。新生儿一开始连妈妈的脸都无法识别，因为他还不知道脸是什么，他的视觉系统还没有完全形成。他可能知道一点儿妈妈的声音，也能闻到母乳的味道。如果你把一个婴儿放在妈妈的肚子上，他会随着乳香味爬到她的乳房上。很快，他学会了通过感官统合认识自己的妈妈。他的小大脑吸收了视觉、嗅觉、听觉、触觉和味觉的每一种模式，以及来自身体内部的感觉，并了解它所代表的含义：他正式开始调节自己的身体预算。通过感觉统合，他第一次感受到了信任。这是依恋的神经基础的一部分。

这三个调整和修剪的例子表明，社会环境在塑造大脑线路的物理环境中是如何发挥重大作用的。谁能想到看护者会是如此高效的"电工"呢？

然而，这种安排也有风险。婴儿大脑要想正常发育，需要一个社交环境。我们很清楚，婴儿需要特定的物理输入，比如光子轰击他们的视网膜，否则他们的大脑将永远不会发育出正常的视觉系统。事实证明，它们还需要来自其他人类的社会输入，如引导他们的注意力，对他们说话或唱歌，并在关键时刻拥抱他们。如果这些需求得不到满足，事情就会变得非常糟糕。

没人想知道，如果一个婴儿大脑接收信息过少会发生什么。任何人都不应该剥夺婴儿茁壮成长所需的东西。但不幸的是，我们确实知道一些悲惨历史事件中令人心痛的细节。

曾经，有的国家宣布大部分避孕和堕胎都是非法的，希望通过这种方法扩大本国人口，使本国成为一个经济大国，甚至是世界强国。这项新法律导致出生率大幅增长，许多家庭因为孩子数量过多而无力抚养。结果，成千上万的孩子被送到孤儿院生活。许多孩子遭到了骇人听闻的虐待。我们在这里关注的就是那些社会需求未能得到满足的孩子。

在很多孤儿院里，婴儿被安置在一排排的婴儿床里，他们不仅得不到任何触觉刺激，也没有人与他们互动。护士或看护者会进来喂他们，给他们换尿布，然后把他们放回婴儿床，仅此而已。没有人抱过这些婴儿，没有人跟他们玩，没有人与他们交谈或给他们唱歌，也没有人关注他们，他们被忽略了。

由于周围社会的忽视，这些孤儿在成长过程中出现了智力受损的情况。他们在学习语言方面有困难。他们很难集中注意力，也不太能抵制干扰，可能是因为没有人与他们分享注意力，所以他们的大脑从未开发出有效的聚焦线路。他们也很难控制自己。除了精神和行为问题，这些孩子身体发育迟缓，很可能是因为他们在成长过程中没有看护者来指导他们如何平衡身体预算。这意味着他们的大脑不知道如何有效地进行身体预算。当婴幼儿的大脑与周围环境建立连接时，如果环境缺少健康身体预算的关键元素，关键的大脑连接就会被修剪掉。

对于在极度贫困条件下长大的婴儿，科学家也发现了同样的情况。他们的大脑发育比平均水平低。大脑的关键区域也偏小，而且大脑皮质的重要区域连接也要少一些。如果这些孩子在出生后的头几年被送到传统的家庭寄养，其中一些影响是可以逆转的。无论是在孤儿院、难民营还是在移民拘留中心长大的孩子，由于得不到细心、稳定的看护者的照顾和陪伴，都可能面临类似的风险。

如果孩子长期被忽视，他们最终很可能会受到不良影响。这种影响可能不会像在孤儿院那样直接、明显，但随着大脑中重要的线路被闲置，并逐渐被修剪掉，这种影响虽然缓慢但也会一点点显露出来。就像穿石的水滴，每一滴看似力量薄弱，但随着时间的推移，天长日久，水滴石穿。例如，在一个社交匮乏的环境中，一个被忽视的小大脑只能独自摸索如何管理自己的身体预算，没有看护人的社会支持，必然也无法从他们的行动中学习连接指令。经过多年累积，这种非典型的连接必然会给身体预算带来负担，增加以后出现严重健康问题的概率，如心脏病、糖尿病和情绪障碍（如抑郁症），所有这些疾病都源于基础代谢。

需要说明的是，我并不是说让我们的小宝贝远离压力，否则他们的大脑和身体就会崩溃。我想说的是，长期持续的忽视，几乎得不到任何安慰，无疑对孩子的大脑是有害的。科学已经证明了这一点：要想让婴儿大脑正常发育，只给他们补充食物和水是远远不够的。你还必须通过眼神交流，言语沟通，以及抚触满足他们的社会需求。如果这些需求得不到满足，他们的体内可能会过早地埋下疾病的种子。

贫困地区的孩子大脑发育也出现了同样的情况。研究表明，长期处于贫困环境不利于儿童大脑的发育。营养不良，街道噪声导致的睡眠中断，挨热受冻，以及其他贫困的情况都可能改变大脑前额皮质的发育。该区域与一系列重要的功能息息相关，包括注意力、语言和身体预算。科学家仍在研究贫困对大脑发育的影响，但我们确实知道贫困与学习成绩差和受教育年限短有关。这些负担最终很可能会让在贫困中长大的孩子的后代依然生活在贫困中。长此以往，恶性循环，他们可能永远也走不出贫困，人们对贫困人口心存偏见也就不足为奇了。当贫穷世代相传时，社会很快就会将其归咎于基因，但这些小大脑似乎是由贫穷塑造的。

有些孩子很幸运，天生适应力强，能够抵抗逆境和贫困带来的潜在风险。但总的来说，不幸和贫穷会对大脑造成伤害是毋庸置疑的。但真正令人沮丧的是，这类悲剧是可以避免的。（请原谅我，暂时摆脱科学家的身份。）几十年来，政客们在帮助儿童摆脱贫困方面一直拖拖拉拉。但在这里我们不谈政治问题，用简单的经济术语来描述一下这个问题：童年贫困是对人类机会的巨大浪费。最近的评估表明，根除贫困要比几十年后处理其带来的负面影响划算得多。更多的学区可以为有需要的学生提供免费膳食计划。城市可以为贫困社区制定减噪条例。这些措施不仅是为了提高生活质量，还为大脑的健康发展创造了条件，让所有的儿童都能成为下一代的工人、公民和创新者。

鉴于忽视和贫穷对小大脑的强大影响，我们不禁要问，进化最初是如何让我们人类陷入这种危险境地的？婴儿大脑发育对社会和物理环境输入依赖如此之大，很显然是一件非常危险的事情。我们必须寻找一些优势，抵消这种发展方式带来的风险。那么到底是什么呢？

我们无法确定，但基于进化生物学和人类学的证据，我有一个猜想：这种安排有助于我们的文化和社会知识有效地代代相传。每个婴儿的大脑都需要在特定的环境下（即成长环境）才能得到优化。看护人负责管理婴儿的身体和社会生态位，而婴儿的大脑负责学习该生态位。当婴儿长大后，他会通过自己的语言和行为将文化传递给下一代，进而连接他们的大脑，从而延续这个生态位。这一过程被称为文化传承，是高效和可靠的，因为进化并不需要将我们所有的连接指令编码到基因中。文化传承把很多工作转交给我们周围的环境，包括环境中的其他人。我们不知不觉地把文化知识（无论好坏）传给了我们的后代。

说到大脑，先天和后天的简单区分很诱人，但并不现实。我们的天性需要后天培养。为了大脑健康发育，你的基因需要一个物理和社会环境——一个充满了其他人的生态位，在你的婴儿时期，他们会和你进行眼神交流，有意向地与你交谈，设定你的睡眠时间表，并控制你的体温。

我们都知道，如何对待孩子很重要，但这比我们几十年前所知道的更重要。当你凌晨4点醒来试图安慰你尖叫的小天使，或者当他平静地把他的麦圈第 93 次扔到地板上时，不管是否意识到，你都在指导他调整和修剪神经元线路。孩子会把他们小小的大脑和外界连接起来。我们应该创造这样一个世界——包括一个有着丰富连接指令的社会环境，让孩子的大脑能够健康完整地发育。

第 4 课 | 大脑（几乎）可以预测
你的每一个行为

几年前，我收到一封电子邮件。写信人20世纪70年代曾在南非罗得西亚军队服役，那时种族隔离制度还没有结束。他被强行征召入伍，在获得一套制服和一支步枪后，他被命令去追捕游击队员。更糟糕的是，在征兵之前，他曾是那些游击队的支持者，而现在他却被要求与游击队为敌。

　　一天早晨，他正在森林深处和战友进行训练，突然发现前方有动静。他看到一长队身穿迷彩服、手持机枪的游击队员，他紧张得心怦怦直跳，本能地举起来复枪，打开了保险栓，眯眼看着枪管，瞄准了那个带着AK–47突击步枪的领队。

　　突然一只手搭在他的肩上。"别开枪，"他身后的伙伴低声说，"那只是一个孩子，"他慢慢放下来复枪，认真一看，为眼前的景象感到震惊：一个男孩，十岁左右，牵着一长串牛。那可怕的 AK-47 突击步枪呢？只不过是一根放牛棒。

多年过去了，这个人对当时发生的那一幕一直困惑不解。他怎么会看错呢？他差点儿害死一个孩子。他的大脑怎么了？

事实证明，他的大脑没有任何问题。它完全按照应有的方式在工作。

科学家过去认为，大脑的视觉系统运作起来有点儿像照相机，探测"外面世界"的视觉信息，然后在大脑中构建一个像照片一样的图像。今天，我们有了更好的理解。你看到的世界不等同于照片。它是一种大脑构建过程，构建过程流畅而令人信服，似乎毫无错误。但有时并非如此。

误把一个拿着放牛棒的十岁男孩看成手持突击步枪的游击队员，是正常的吗？为什么？要想理解这一点，我们需要从大脑的角度思考。

从你出生的那一刻起，直到你咽下最后一口气，你的大脑一直被困在一个黑暗无声的盒子里，这个盒子叫作头骨。日复一日，它不断地通过你的眼睛、耳朵、鼻子和其他感觉器官接收外界的感官数据。但这些数据不是以我们大多数人所经历的有意义的视觉、嗅觉、听觉和其他感觉的形式到达的。它们只不过是一连串的光波、化学物质和气压变化，没有内在意义。

面对这些模棱两可的感官数据，你的大脑必须明确下一步该怎么办。记住，你的大脑最重要的工作是控制你的身体，以便你保持健康和活力。你的大脑必须以某种方式从它接收到的感官数据冲击中找到意义，这样你才不会从楼梯上摔下来，或者成为某个野兽的午餐。

大脑是如何破译感官数据，进而知道如何行事的？如果模棱两可的信息一被接收，你的大脑就直接采用，那么你可能会陷入不确定的海洋，四处游荡，不停地折腾，直到你想出最好的对策。幸运的是，你的大脑还有一个额外的信息来源可供支配：记忆。你的大脑可以利用你过去的所有经历——发生在你身上的事情，以及你从朋友、老师、书籍、录像和其他来源了解到的事情。由于你的神经元在一个不断变化、复杂的网络中来回传递电化学信息，眨眼间，你的大脑就重建了过去经历的点点滴滴。你的大脑将这些片段组合成记忆，从而推断出感官数据的含义，并推测如何处理它。

你过去的经历不仅包括你周围发生的事情，也包括你体内发生的事情。你的心跳得快吗？你的呼吸急促吗？你的大脑每时每刻都在问自己，比如，当我上次遇到类似的情况时，身体也出现了类似的反应，接下来我该做什么？答案不一定和你当前的处境完美匹配，但只要有一些类似，你的大脑就会有一个适当的行动计划，帮助你生存下来，甚至茁壮成长。

这就解释了大脑是如何计划身体的下一步行动的。那么，你的大脑又是如何从外部世界的原始数据碎片中召唤出高保真度的体验的，比如森林里的游击队员？它是如何让一个人的内心产生恐惧感的？再一次，你的大脑根据记忆重现过去，通过问自己，我上次遇到类似的情况，身体也出现类似的状态，在准备这个特定的动作后，接下来我看到了什么？产生了什么感觉？答案会变成你的经历。换句话说，你的大脑将来自外部和内部的信息统合起来，产生了你所看到、听到、闻到、尝到和感觉到的一切。

下面这个演示表明了记忆在我们所看到的东西中的重要作用。

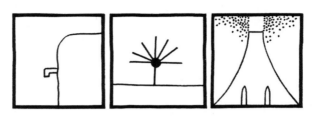

你看见了什么？

摘自罗杰·普赖斯《终极特路图纲要》

　　在你的大脑里，在你没有意识的情况下，数十亿的神经元正在试图赋予这些线条和斑点以意义。你的大脑正在搜索你过去的人生经历，同时做出成千上万种猜测，权衡各种可能性，试图回答这个问题：这些波长的光最可能是什么？这一切都发生在弹指之间。

　　那么，你看到了什么？几条黑线和一堆黑点？让我们看看，当给你的大脑更多信息时会发生什么？翻到本书附录，阅读与线条图相关的条目，然后回来，再看看这些图。

　　现在，你应该清楚这些线条和黑点代表的含义了吧。你的大脑正在将过去经历的零零碎碎整合成记忆，从而超越你面前的视觉数据，并赋予其意义。在这个过程中，你大脑神经元的放电实际上正在发生改变。你以前没见过的东西现在跃然纸上。这些线条和黑点并未改变——改变的是你。

艺术作品，尤其是抽象艺术，之所以成为可能，是因为人类大脑构建了它所经历的东西。当你观看毕加索的一幅立体画作，能够识别出人物图像时，是因为你对人物有记忆，这能帮助你的大脑理解抽象元素。画家马塞尔·杜尚说过，一个艺术家在艺术创作中只完成了 50% 的工作。剩下的 50% 在观众的大脑中。（一些艺术家和哲学家称后半部分为"观看者的本分"。）

你的大脑积极地构建你的经历。每天早上醒来，你从周围世界中获得各种各样的感觉。你可能会感觉床单贴着你的皮肤。也许你会听到吵醒你的声音，比如闹钟的嗡嗡声、鸟儿的啁啾声或你配偶的鼾声。也许你闻到了煮咖啡的味道。你的眼睛、鼻子、嘴巴、耳朵和皮肤就像世界上透明的窗户，这些感觉透过它们直接进入你的大脑，但你不能用你的感觉器官去感知，你要用你的大脑去感知。

你所看到的东西是一个整合体，由外部世界和你大脑构造的东西结合而成。你所听到的一切也是外界和你大脑中的声音的组合，其他感觉也是如此。

同样，你的大脑也会构建你身体内的感觉。你的疼痛、紧张和其他内部感觉都是你的大脑和肺部、心脏、肠道、肌肉等实际发生的事情的结合。你的大脑也会从你过去的经历中获取信息来猜测这些感觉的意思。例如，当人们睡眠不足、疲劳或精力不足时，他们可能会感到饥饿（因为他们以前在精力不足的时候就饿过），并且可能会认为吃快餐可以补充能量。事实上，这只是睡眠不足导致的疲惫。这种构建的饥饿体验可能是人们体重增加的原因之一。

现在我们就可以解释为什么那个士兵看到的是游击队员，而不是放牛的牧童。他的大脑会问："根据我对这场战争的了解，我和战友们在森林深处，手握步枪，心怦怦直跳，前方有移动的人影，也许还有一些尖锐的东西，那么接下来我可能会看到什么？"结果就出现了游击队员。此时，他大脑里的东西和周围的环境并不匹配，而前者占了上风。

大多数时候，当你看到牛的时候，实际上就是牛。但你很可能和那个士兵有过类似的经历，你大脑中的信息战胜了外部世界的数据。你有没有过这样的经历：感觉自己在人群中看到了相熟的朋友，但当你仔细看时，却发现是另一个人？你是否曾感觉手机在口袋里震动，但实际上它并没有。是否曾有一首歌一直在你的脑海中挥之不去？神经学家喜欢说，你的日常体验是一种被精心控制的幻觉，受世界和身体的制约，但最终是由你的大脑构建的。这种幻觉不会把你送进医院。它是一种日常生活中的幻觉，它创造了你所有的经历，指引着你所有的行动。这是大脑给感官数据赋予意义的正常方式，而你几乎感觉不到它的发生。

我知道这种描述有违常识，但这就是事实，甚至还有更多。整个构建过程都是可预见的。科学家现在相当确定，在那些光波、化学物质和其他感官数据进入你的大脑之前，你的大脑实际上已经开始感知周围世界每时每刻的变化了。你身体的变化也是如此——在你的器官、激素和各种身体系统提供相关数据之前，你的大脑就已经开始感知这些变化了。这并不是你体验感官的方式，但它是你的大脑导航世界和控制你的身体的方式。

但是不要完全相信我所说的。相反，认真思考一下，回想最近一次你口渴喝水的情景。在喝完最后几滴水后的几秒内，你可能会觉得不那么渴了。这看起来很平常，但实际上，水需要20分钟才能进入你的血液。水不可能在几秒内解渴。那么，是什么缓解了你的口渴？预测。当你的大脑计划并执行那些让你喝水和吞咽的动作时，它同时也预测到喝水后你会产生的感官后果，这使水在对你的血液产生任何直接影响之前，你就缓解了干渴。

预测把光波转化成你看到的物体，将气压的变化转化为可识别的声音，将微量的化学物质转化为气味和味道。预测可以让你理解这一页上弯弯曲曲的线条，并将它们理解为字母、单词和想法。这也是为什么当句子没有结尾时，人们会感到不满意。

一个多世纪以来，科学家已经发现了很多线索，证明大脑是一个预测器官，尽管我们直到最近才解开这些线索。你可能听说过伊万·巴甫洛夫，这位19世纪的生理学家做的一个著名实验，他训练他的狗一听到声音（通常被描述为铃声，但实际上是一个嘀嗒作响的节拍器）就流口水。每次在狗吃饭前，巴甫洛夫就会给出声音信号，经过长期训练，最终即使没有被喂食，狗听到这个声音也会流口水。这种效应后来被称为巴甫洛夫条件反射或经典条件反射，巴甫洛夫也因此获得诺贝尔奖，但他没有意识到，他发现的是大脑如何做出预测。狗流口水不是对声音产生了反应，而是它们的大脑在预测进食的经历，并提前做好了进食的准备。

你现在就可以做一个类似的实验。在脑海中想象你最喜欢的食物（我最喜欢的是海盐黑巧克力）。想象它的气味、味道，以及它在你嘴里的感觉。你流口水了吗？我仅仅是描述了一下，就流口水了，不需要节拍器。如果神经科学家现在扫描我的大脑，他们可能会发现，在我的大脑中，味觉和嗅觉的重要区域以及控制唾液分泌的区域的活动在增加。

如果这个实验让你闻到或品尝到你最喜欢的食物，或者让你有点儿想流口水，你就成功地改变了自己神经元的放电，达到了与大脑自动预测一样的结果。这个过程与你之前看到的三幅图类似。在这两个案例中，我采用的都是经过深思熟虑的、精心设计的例子，来解释大脑这种天生的、自动的行为。

事实上，预测只是你的大脑与自己的对话。无数神经元会根据大脑召唤的过去的经验，并与现在的情况结合，对未来即将发生什么做出最佳猜测。然后，这些神经元向大脑其他区域的神经元宣布这个猜测，改变它们的放电状态。与此同时，来自外部世界和你身体的感官数据将自己注入对话，确认（或不确认）你经历的预测是否为真实体验。

事实上，你的大脑的预测过程并不完全是线性的。通常，你的大脑有几种方法来处理特定的情况，它会对每种方法做出一系列的预测和估计。森林里的沙沙声，是由风、动物、敌人还是放牛的小男孩引起的？那个棕色长条状的物体是树枝、手杖还是步枪？最终，在每个时刻，总有一些预测会获胜。通常，预测会与感知数据吻合，但并非总是如此。无论如何，成功的预测都会变成你的行动和感官体验。

所以，你的大脑会做出预测，并把它们与来自外界和你身体的感官数据进行比对。即使我是一个神经科学家，接下来发生的事情也令我震惊。如果你的大脑预测得很好，你的神经元就会以一种与传入的感官数据相匹配的模式放电。这意味着，除了证实你大脑的预测，这些感官数据本身并没有其他用途。你在这个世界上看到的、听到的、闻到的、尝到的，以及在那一刻你的身体感受到的，都是你的大脑构造出来的。通过预测，你的大脑有效地让你做好行动的准备。

假设那个士兵的大脑预测前方会出现一排游击队员，敌人真的就出现了。从他大脑的角度来看，出现的敌人证实了这个预测，因为他的大脑已经构建了敌人的样子、声音和气味，调整了他的身体预算，并为他的身体行动做好了准备。因此，他举起了枪，准备射击。

但在真实的故事中，士兵的大脑做出了错误的预测。它预测的是一群拿着机枪的游击队员，而实际上他面对的是一个拿着放牛棒的男孩和一群牛。在这种情况下，他的大脑有两种选择。一种选择是，整合外部世界的感官数据，更新他的预测，构建一个男孩和他的牛的全新的、正确的体验。这个新的预测将在士兵的大脑中播下种子，提高下一次预测的准确性。科学家给这种选择起了个别致的名字，即"学习"。

然而，士兵的大脑做出了另一种选择，尽管有来自外界的感官数据，他的大脑仍然坚持自己的预测。发生这种情况的原因有很多，其中之一是他的大脑预测他的生命危在旦夕。大脑预测追求的并不是准确性，而是为了让我们活下去。

当你的大脑预测正确时，它创造了你的现实。当它出错时，它仍然创造了你的现实，希望它能从错误中吸取教训。幸运的是，那个士兵的战友拍了拍他的肩膀，促使他重新看了一下，让他的大脑启动新的预测。

现在，就常识而言，板上钉钉的是：所有这些预测都是逆向发生的，与我们的体验相反。你和我似乎都是先感知后行动的。你看到一个敌人，然后举起你的步枪。但在你的大脑中，感觉实际上是第二位的。你的大脑会首先为行动做准备，比如将食指放在扳机上，调整身体预算以支持这个动作。大脑还把这些预测传递到你的感觉系统，如你指尖上钢铁般冰凉的触感和心跳加速的感觉。以那个士兵为例，他的大脑听到树叶沙沙作响，这引导他把手放在枪上，并误导他看见了根本不存在的敌人。

　　没错，在你意识到自己的动作之前，大脑已经启动了你的行动。了解这一点非常重要。毕竟，在日常生活中，你做很多事情都是有选择的，对吧？至少看起来是这样的。例如，你选择打开这本书，阅读里面的文字。但大脑是一个预测器官。它会根据你过去的经历和当前的情况启动你的下一组行动，而且是在你意识不到的情况下进行的。换句话说，你的行为受你的记忆和环境的控制。这是否意味着你没有自由意志？那谁该为你的行为负责呢？

　　自哲学诞生以来，自由意志是否存在，一直就是哲学家和其他学者争论的焦点。我们不大可能在这里解决这场争论。然而，我们可以强调一个经常被忽略的问题。

回想一下你上次出现不自主行为的时刻。也许你咬了指甲；也许你的大脑未经思考就对一个朋友说了一些令人遗憾的话；也许当你把目光从一部精彩的电影上移开时，你发现自己吞下了一大袋红色扭扭糖。在这些时刻，你的大脑利用它的预测能力来启动你的行动，你完全没有意识到自己所做的这一切。你当时能更好地控制自己，改变自己的行为吗？也许可以，但非常难。你要为你的这些行为负责吗？是的，一切责任都在你。

引发你行动的预测不是凭空出现的。如果小时候没有咬指甲的习惯，你现在可能也不会咬。如果从未对朋友说过令自己后悔的话，你现在也不会说。如果你从未吃过甘草味的糖……你懂的。你的大脑会根据你过去的经历来预测和准备你的行动。如果你能神奇地回到过去，改变你的过去，你今天的大脑就会做出不同的预测，你的行为也会随之改变，你对世界的体验也会不同。

改变你的过去是不可能的，但是现在，通过一些努力，你可以改变你的大脑对未来的预测。你可以投入一点儿时间和精力来学习新的想法。你可以策划新的体验，尝试新的活动。你今天学到的每一件事都会让你的大脑对明天做出不同的预测。

下面来看一个例子。我们每个人在考试前多多少少都会感到紧张，但对一些人来说，这种紧张会造成严重后果。根据他们过去参加考试的经验，他们的大脑会预测到他们会心跳加速、手心出汗，他们无法完成考试。如果这种情况经常发生，他们就会挂科，甚至辍学。但问题是，心跳加速并不一定意味着焦虑。研究表明，学生可以学会体会他们的身体感觉，不要总想着焦虑，而是将其视为一种坚定的决心。当这样做时，他们在考试时就会表现得更好。这种决心让他们的大脑对未来做出不同的预测，同时也可以缓解焦虑。如果充分练习这项技能，他们就能通过考试，完成课程，从学校毕业，这对他们未来的潜在收入会产生巨大的影响。

培养对他人的同理心，也可能改变大脑的预测，并让你在未来采取不同的行动。一个名为"和平种子"的组织试图把来自不同国家、文化冲突严重的年轻人聚在一起，改变他们对未来的预测，比如巴勒斯坦人和以色列人、印度人和巴基斯坦人。这些青少年一起参加足球、皮划艇和领导力培训等活动，他们可以在一个支持性环境中谈论两种文化之间的敌意。通过创造新的体验，这些青少年对未来的预测发生了改变，他们现在希望自己能够在文化之间建起桥梁，最终创造一个更和平的世界。

你可以在小范围内做类似的尝试。今天，我们中的许多人都觉得自己生活在一个高度两极分化的世界里，在那里，持相反意见的人甚至做不到表面的友好。如果你想改变现状，我给你一个挑战。选择一个你强烈关注的有争议的政治话题。在美国，可能是堕胎、枪械法、宗教、警察、气候变化、奴隶制赔偿，或者是对你来说很重要的地方问题。每天花五分钟，站在与你意见不同的人的角度，有意识地思考这个问题，不是在脑子里和他们争论，而是试着去理解为什么一个和你一样聪明的人的想法会和你相反。

我不是要你改变想法，也不是说这个挑战很容易。这个挑战需要消耗你的身体预算，而这可能会让你感到非常不愉快，甚至觉得毫无意义。但当你试着真心地站在他人的角度阐述问题时，未来你可能会改变对那些与你持不同观点的人的预测。如果你能诚实地说，"我绝对不同意这些人的观点，但我能理解他们为什么相信自己所做的事情"，那么你的世界会少一些偏激。这不是神奇的自由主义学术垃圾。这是一种策略，源于与你的预测大脑相关的基础科学。

如果你学过某种技能（无论是开车还是系鞋带），你就会知道，今天需要特意努力的事情，只要有足够的练习，明天就会变得自然而然，最终这些技能会变成自发行为。这是因为，你的大脑已经调整和修剪了自己，做出了不同的预测，启动了不同的行动。而你也会以不同的方式体验自己和周围的世界。这是自由意志的一种形式，或者至少我们可以称其为自由意志。我们可以选择自己要接触的东西。

我想说的是，你可能无法在冲动之下改变自己的行为，但你有机会在冲动之前改变自己的预测。通过练习，你可以让某些行为更容易发生，自动化更强，并且比你想象的更能控制你未来的行为和经历。

我不知道你是怎么想的，但我觉得这条信息带来了希望，尽管，正如你可能怀疑的那样，这一点额外的控制附带了一些条件。更多的控制也意味着更多的责任。如果你的大脑不只是对外界做出反应，还在积极地预测世界，甚至塑造自己的线路，那么当你表现不好时，谁来承担责任？当然是你。

现在，当我说责任时，我并不是说人们生活中所经历的悲剧或苦难都应归咎于他们自己。我们不能选择我们所接触的一切。我也不是说患有抑郁、焦虑或其他严重疾病的人应该为自己的痛苦负责。我想说的是：有时我们要对一些事情负责，不是因为这是我们的错，而是因为我们是唯一能改变它们的人。

当你还是个孩子的时候，看护你的人照顾着连接你大脑的环境。他们创造了你的生态位。不是你选择的那个生态位——因为你还是个婴儿。所以你不必为你早期的大脑连接负责。如果你在非常相似的人们的身边长大，他们穿着相似的衣服，有着相同的信仰，或者肤色相近，体型也差不多，那么这些相似之处会调整和修剪你的大脑，让你预测人是什么样的。你正在发育的大脑被赋予了一条发展轨迹。

当你长大后，情况就不一样了。你可能和各种各样的人交往。你可以向你小时候形成的信念发起挑战，改变你的生态位。你今天的行为成为你大脑对明天的预测的来源，而这些预测会自动引发你未来的行为。因此，在训练打磨自己的预测上，你有选择的自由，相应地，你也要为结果负一定的责任。关于能够打磨什么，并不是每个人都有广泛的选择，但每个人都有一些选择。

大脑具有预测功能，但你作为大脑的主人，对自己的行为和经历所拥有的控制权远超你的想象，当然，你应该承担的责任也比你所能想象的要多。但如果接受了这一责任，你就要考虑各种可能性。你的生活会是什么样子？你会成为什么样的人？

第 5 课 | 大脑和其他大脑的
秘密合作

人类是社会性动物。我们过着群居生活，彼此照顾，建设了人类文明。合作能力让我们具有了强大的适应性优势。通过合作，我们几乎可以在地球上的每一个栖息地定居，我们也因此能够在多变的气候条件下，比其他任何动物（也许细菌除外）都更容易生存并繁衍生息。

事实表明，身为社会性动物，我们影响着彼此的身体预算——就像大脑管理着我们每天使用的身体资源一样。前面我们提到，为了让婴儿大脑与周围世界连接起来，看护者是如何帮助他们的大脑有效地（或糟糕地）安排这些资源的。在这些小大脑长大后，相互的身体预算和重组会持续很长时间。在你的整个人生中，你会在毫无意识的情况下，在别人的身体预算中存入某种存款，也会在别人的身体预算中提取某种存款，其他人也会对你做同样的事情。这种持续的秘密行动有好处，也有坏处，对我们的生活方式有着深刻的影响。

你周围的人对你的身体预算和成年后的大脑有什么影响？记住，在经历新事物后，你的大脑会改变自己的线路，这个过程被称为可塑性。通过调整和修剪，你的神经元每天都在发生细微的变化。例如，树枝状的树突变得更茂密，与它们相关的神经连接变得更有效。这种重塑工作需要消耗身体预算的能量，所以你的预测大脑需要一个挥霍的好理由。一个很重要的原因是，人们经常利用这些联系来与周围的人打交道。在你与他人的互动中，你的大脑一点一点被调整和修剪。

有些人的大脑更关心周围的人，有些人则不那么关心，但每个人都需要与他人交往（即使是精神病患者也会依赖他人，只是以一种非常不幸的方式）。最终，你的家人、朋友、邻居，甚至陌生人都会对你大脑的结构和功能塑造产生影响，并帮助你的大脑维持身体运转。

这种共同调控，其结果是可衡量的。一个人身体的变化通常会引发另一个人身体的变化，无论两个人是正在谈恋爱，还是只是朋友，或者仅仅是第一次见面的陌生人。

当你和你在乎的人在一起时，无论是在随意交谈还是激烈争论，你们的呼吸和心跳都会同步。婴儿和他们的看护者之间，治疗师和他们的客户之间，以及一起上瑜伽课或在合唱团唱歌的人之间，都会产生这种身体上的联系。当跳舞时，我们经常模仿对方的动作，而我们根本没有意识到自己的行为，这是由我们的大脑编排的。一个人领舞，其他人跟随，有时领舞和其他人会互换位置。相反，当我们不喜欢或不信任对方时，我们的大脑就像踩到对方脚趾头的舞伴。

我们也会通过行动来调整彼此的身体预算。你只要提高声音或者抬高眉毛，就可以影响其他人体内的活动，比如他们的心率或血液中携带的化学物质。如果你所爱的人正处于痛苦中，你可以握住她的手帮助她减轻痛苦。

作为一个具有智慧的群居物种，我们有各种各样的优势。一个优势是，如果我们与他人有着亲密的、相互支持的关系，我们的寿命会更长。恋爱关系对我们有好处似乎是显而易见的，但研究表明，这种好处已无法用常理来理解。如果你和你的伴侣都觉得你们关系亲密、相互关心，并能回应对方的需求，在一起生活时感觉轻松愉快，那么你们患病的概率会变小。就算你已经患有严重的疾病，如癌症或心脏病，你病情好转的可能性也会很大。这些研究是针对已婚夫妇进行的，但结果似乎也适用于好友之间，甚至宠物和主人之间。

作为社会性物种的另一个优势是，当我们与自己信任的同事和上级一起工作时，我们的工作表现会更好。一些雇主会有意培养这种信任并从中获益。例如，有些公司为员工提供免费餐食，这不仅是一种美味的福利，也是为了鼓励员工进行社交和沟通。一些公司会提供临时会议室，方便员工一起探讨工作。如果在一个工作环境中人们彼此信任，他们身体预算的负担就会减少，节省下来的资源就可以用在创新上。

总的来说，身为群居物种对我们来说是有好处的，但也有不利之处。如果拥有良好的人际关系，我们就可能更健康，活得更久，但数据显示，如果长时间感到孤独，我们就可能会生病，甚至是早死（提前几年）。如果没有其他人帮助调节我们的身体预算，我们就需要承担额外的负担。你是否有过这样的经历：和某人分手或身边亲近的人去世，你感觉自己的某一部分也随之而去了。事实也的确如此。你失去了保持身体系统平衡的一个来源。诗人丁尼生有句名言说得好："宁可爱过又失去，也不要从未爱过。"从神经科学的角度来看，分手可能会让你觉得自己快要死了，但持续的孤独很可能会加速你的死亡。这就是为什么监狱里的单独监禁——强制的孤独——会被视为慢性死刑。

令人震惊的是，共享身体预算的缺点是，它会影响同理心。当你对别人有同理心时，你的大脑会预测他们的想法、感受和行动。你对其他人越熟悉，你的大脑就越能有效地预测他们内心的挣扎。整个过程感觉很明显、很自然，就好像你在读别人的心思。但有个问题是，对不熟悉的人，你很难产生同理心。你可能需要更多地了解这个人，但额外的努力会让你的身体消耗更多预算，这可能会让你感到不愉快。这可能是人们有时无法同情那些看起来与自己不同或信仰与自己不同的人，以及在尝试理解他们时会感到不舒服的原因之一。对大脑来说，处理那些难以预测的事物在新陈代谢方面需要付出很高的代价。难怪人们会创造所谓的"回音室"，不停地给自己灌输各种新闻和观点，强化自己已经相信的东西——这减少了新陈代谢的成本和学习新东西的不愉快。但遗憾的是，这样做也减少了人们学习和改变思维的机会。

除了人类，许多其他生物也会调节彼此的身体平衡。

蚂蚁、蜜蜂和其他昆虫利用信息素等化学物质来调节彼此的身体平衡。哺乳动物，如老鼠，则利用化学物质通过嗅觉进行交流，它们还增加了声音和触觉交流。像猴子和黑猩猩这样的灵长类动物也用视觉来调节彼此的神经系统。然而，人类在动物王国里是独一无二的，因为我们也用语言来调节彼此。一句善意的话语可以安抚你的心灵，例如，在一天辛苦的工作后，来自朋友的一句赞美。坏人口中充满仇恨的话语可能会让你的大脑预测到威胁，血液中激素增多，浪费你身体预算中的宝贵资源。

语言对身体生理方面的影响可以跨越距离的障碍。现在，我在美国给我在比利时的好友发短信说"我爱你"，即使她听不到我的声音，看不见我的脸，我也会改变她的心率、呼吸和新陈代谢。或者，有人给你发一些模棱两可的信息，比如"你的门锁了吗？"，它很有可能会影响你的神经系统，让你产生焦虑情绪。

对神经系统的干扰不仅可以跨越距离，也可以跨越几个世纪。如果你曾经从《圣经》或《古兰经》这样的古籍中得到过安慰，那么你已经从古人那里得到了身体预算方面的帮助。书籍、视频和播客会让你感到温暖，也能让你不寒而栗。这些影响可能不会持续很长时间，但研究表明，仅仅是一些语言，可能是一些你意想不到的语言，就能对彼此的身体产生影响，快速调整彼此的神经系统。

在我的实验室里，我们做了一些实验来证明语言对大脑的影响。参与者静静地躺在脑部扫描仪中，听一些简短的描述，比如：

你在外面喝了一晚上酒，现在要开车回家。你面前的路很长，似乎没有尽头。你只闭了一下眼睛，汽车就开始打滑。你一下子就醒了，感觉手里的方向盘脱把了。

当参与者听到这些话语时，我们看到，虽然身体一动不动，但他们大脑中参与运动的区域的活动明显增加了。即使他们闭着眼睛，我们也能看到与视觉有关的区域的活动。最酷的是：大脑系统中控制心率、呼吸、新陈代谢、免疫系统、激素和其他内部黏液和垃圾的活动也在增加……而这一切都源于对语言含义的加工处理。

听到的语言为什么会对你的身体产生如此广泛的影响？因为大脑中许多处理语言的区域也控制着身体内部，包括支持身体预算的主要器官和系统。这些大脑区域包含在科学家所说的"语言网络"中，引导你的心率上下波动，调节进入血液的葡萄糖，为细胞提供能量。它们改变了支持免疫系统的化学物质的流动。语言的力量不是比喻。它存在于你的大脑线路中。在其他动物身上，我们也看到了类似的线路。例如，对鸟类鸣叫起重要作用的神经元也控制着鸟类的身体器官。

因此，语言是调节人体的工具。别人的话会对你的大脑活动和身体系统产生直接影响，你的话对别人也有同样的影响。不管你是不是有意这样做，都无关紧要，我们大脑就是这样构建线路的。

这些影响会持续多久？语言会对你的健康有害吗？如果只是几句话，不会有实质性影响。当有人说了你不喜欢的话，侮辱你，甚至威胁到你的人身安全时，你可能会感觉很糟糕，因为你的身体预算在那一刻被压得喘不过气来，但你的大脑或身体并没有受到任何物理伤害。你可能会心跳加速，血压升高，出汗，等等，但随后你的身体会恢复，你的大脑甚至会变得更强大。进化赋予你一个神经系统，它可以应对这些暂时性的新陈代谢变化，甚至可以让你从中受益。偶尔的压力就像锻炼。从你的身体预算中暂时消耗能量，然后存入，这会让你变得更强大、更好。

但如果你一次又一次承受压力，却没有多少机会恢复，后果就会很严重。如果你一直饱受压力困扰，你的身体预算就会不断增加，这被称为慢性压力。它不仅让你在那一刻感到痛苦，而且随着时间的推移，所有导致慢性压力的东西还会逐渐侵蚀你的大脑，并使你的身体产生疾病。导致慢性压力的因素很多，包括身体虐待、言语攻击、社交排斥、严重忽视，以及很多其他意想不到的社交动物互相折磨的方式。

重要的是要明白，人类的大脑似乎无法区分不同来源的慢性压力。如果你的身体预算已经被诸如身体疾病、经济困难、激素激增、睡眠不足或运动不足等生活环境耗尽，那么你的大脑更容易受到各种压力的影响。这包括那些意在威胁、欺凌或者折磨你或你关心的人的话语所产生的生物效应。当你的身体负担不断加重时，瞬间的压力就会累积起来，包括那些你通常能够很快恢复的压力。就像孩子们在床上蹦蹦跳跳。这张床可以承受十个孩子同时蹦跳，但第十一个孩子上来就会把床蹦断。

简单地说，长期的慢性压力会伤害人类的大脑。这一点已经有充分的科学证明。研究表明，当你受到持续不断的侮辱和威胁时，你更容易生病。虽然科学家还不了解所有的潜在机制，但结果是确定的。

这些关于言语攻击的研究测试了不同政治派别的普通人，包括左派、右派和中间派（不管肤色如何，我们都是群居动物）。如果有人侮辱你，一次，两次，甚至二十次，他们的话不会伤害你的大脑。但是，如果你连续几个月暴露在污言秽语中，或者生活在一个持续无情地消耗你身体预算的环境中，语言就会对你的大脑造成实质性伤害。不是因为你软弱，也不是因为你"过度敏感"，而是因为你是人。无论好坏，你的神经系统都与其他人的行为密切相关。你可以争论这些数据意味着什么，或者它是否重要，但事实就是如此。

另外两项研究测量了压力对饮食的影响。作为一名科学家，我觉得这两项研究很了不起，但作为一个人，我却感到很不安。一项研究发现，如果你在吃完饭两小时后暴露在社会压力下，那么你的身体代谢就会减慢，这顿饭会增加 104 卡路里热量。如果每天都这样，那么一年你会增重 11 磅[①]。不仅如此，如果在充满压力的一天中，你摄入的是健康的饱和脂肪酸，比如吃了坚果（富含饱和脂肪酸），你的身体就会把它们当作"坏"脂肪酸代谢掉。我

---

① 1 磅 ≈0.45 千克。——编者注

并不是说，当感到有压力时，你可以选择炸薯条而不是鱼油。但不可否认的是，压力确实会让你发胖。

对你的神经系统来说，最能带来益处的是另一个人，但能带来最大伤害的也是另一个人。这种情况使我们陷入人类的根本困境。你的大脑需要其他人来维持你身体的活力和健康，与此同时，许多文化都非常重视个人的权利和自由。依赖和自由存在天然冲突。那么，作为社会性动物，当为了生存而调节彼此的神经系统时，我们如何才能更好地尊重和培养个人权利呢？

要回答这个问题，我必须暂时放下科学家的身份，聊聊政治话题，但是要想聊这个话题，态度需谨慎。个人信仰自由意味着你可以对任何人说几乎任何你想说的话，而生物学上的事实是，人类的神经系统具有社会性，这意味着你的话会影响别人的身体和大脑，两者之间存在一种真实的张力。如何解决这种紧张关系不是科学家的工作。科学家的工作是指出生物学是真实存在的，并激励人们努力解决社会和政治世界中出现的问题。让我们一起来看看。

首先，对这个困境，要寻找一个全球性的解决方案是不可能的，因为不同的文化有不同的价值观。例如，仇恨言论在美国是合法的，只要你没有公开威胁要伤害某人。但在世界上的某些地方，仅仅是批评他人就会被判处死刑。

此外，根据我的经验，讨论"自由与依赖"这一基本难题就够困难了，更不用说解决了。如果你试图在美国就这一困境展开对话，甚至只是提出这个问题，那么总会有人指责你是社会主义者，或声称你反对《美国宪法第一修正案》所保障的言论自由。然而，在世界范围内，自由是人们共同关心的问题。我们都需要自由，这取决于所讨论的问题。在美国，就枪支所有权进行辩论时，保守派倾向于支持个人自由，而自由派倾向于主张控制枪支。当辩论堕胎时，情况正好相反，保守派倾向于提倡控制，而自由派倾向于支持个人自由。

在美国，我们当然不能通过限制言论自由来解决这一困境。我们会选择克服自身的生理缺陷，来维持我们的价值观。历史上这样的例子不胜枚举，例如，其他人携带的细菌会让我们生病甚至死亡，但只有在最可怕的情况下，我们才会通过立法限制个人自由。更多时候，我们会进行合作和创新。我们发明了肥皂，我们用撞肘代替握手，我们寻找新的药物和疫苗，等等。如果这还不够，专家会告诉我们，我们应该主动进行自我隔离，保持社交距离。即使在一个自由的社会里，我们的行为也会像病毒一样，以我们看不见的方式影响彼此。

我认为，至少在美国，解决这个困境的一个更现实的办法是，认识到自由总是伴随着责任。我们有言论和行动的自由，但我们也应为我们所说和所造成的后果承担责任。我们可能不关心这些后果，或者我们可能觉得承担这些后果不合理，但我们都要为此付出代价。

如果患有糖尿病、癌症、抑郁症、心脏病和阿尔茨海默病等疾病的人长期处于压力下，他们的病情就会恶化，为此支付的医疗费用也会越来越多。当政客们互相谩骂，进行人身攻击，而不是像美国的开国元勋所设想的那样进行理性辩论时，我们就会为无效的政府付出代价。我们付出的代价是，我们的公民难以与他人有效地讨论充满政治意味的话题，这种僵局势必会削弱我们的民主。

在全球经济中，当人们持续承受压力时，他们就无法学习，此时我们付出的代价就是创新的减少。创造性和创新往往意味着，虽然反复失败，但依然不屈不挠地爬起来再次尝试。这种额外的努力需要更多的能量。大脑能量消耗占身体全部代谢预算的20%，这让它成为你身体中最"昂贵"的器官。另外，在你生命中的每一刻，大脑都会做出经济决策，决定消耗什么资源，什么时候消耗，什么时候存入。如果你的身体预算已经出现赤字，你就不太可能成为一个有远见的消费者。

人们希望科学家的研究对日常生活有用。这些关于言语、慢性压力和疾病的科学发现就是一个完美的例子。与他人相处，维护双方基本的人格尊严，就会产生真正的生物效益。如果我们不这样做，那就会有一个真实的生物学后果，这个后果最终会消耗每个人的经济和整个社会的成本。个人自由的代价就是你要为自己对他人造成的影响负责。我们大脑的线路保证了这一点。

当我们的社会制定医疗保健、法律、公共政策和教育的决策时，我们可以忽略依赖社会性的神经系统，或者认真对待它们。这样的讨论是一个挑战，但避而不谈情况会更糟糕。我们的生物学不会就此消失。

认真对待人类物种间的相互依赖并不意味着限制权利，它可以是简单地理解我们对彼此的影响。我们每个人都可能成为那种向别人的身体预算存入比取出更多的人，或者是那种消耗周围人的健康和福利的人。

有时有必要说一些别人觉得冒犯或不喜欢的话，这是民主必不可少的组成部分。但在这些情况下，我们只是想倾诉，还是希望我们的话能够被听到？如果是后者，我们就需要更多地考虑如何传递信息，使其真正发挥作用。传递方式可能会让原本难以理解的信息对听众来说变得更容易或更难理解。因此，在与他人交流时，要注意沟通方法，好的方法不仅能够激起他人倾听的兴趣，还能增强沟通效果。

大多数人吃的食物是他人种的，住的房子是他人建造的。我们的神经系统也是由他人照顾的。你的大脑偷偷地和他人的大脑一起工作。这种隐藏的合作使我们保持健康，所以如何通过真实的大脑连接对待彼此就变得很重要了。因此，我们对婴儿（第3课）具有更大的责任，我们对自己（第4课）所负的责任也远超我们的想象。我们对其他成年人的责任也比我们想象的要大。不管你喜不喜欢，我们都在用自己的行为和言语影响着周围人的大脑和身体，他们也会给予我们回报。

第 6 课 | 大脑产生不止
一种思维

当印度尼西亚巴厘岛的人感到害怕时，他们就会睡觉。或者至少，他们认为当感到恐惧时应该睡觉。

　　一害怕就睡觉，这听着似乎很奇怪。如果你来自西方，当感到害怕时，你可能会当场愣住，目瞪口呆，倒吸一口凉气。也可能会闭上眼睛尖叫，就像那种差劲儿的恐怖电影里的一个十几岁的小保姆一样。你也可能会立刻逃跑，远离让你害怕的东西。这是西方人在面对恐惧时可能会有的行为。但在巴厘岛，当人们感到害怕时，习惯性的行为是睡觉。

　　什么样的人会因为害怕而睡觉？一种与你我的思维方式完全不同的人。

　　人类的大脑可以产生多种思维。这里所说的并不是你和你的朋友或邻居不同的想法，而是指具有不同基本特征的思维。举例来说，如果你和我一样在西方文化背景下长大，在我们的思维中，思想和情感是完全不同的两码事，存在着根本区别。但是，在巴厘岛文化和菲律宾伊隆戈文化中长大的人，并不觉得西方人口中的思想和情感是不同的体验。对于我们来说完全不同的思想和情感，对他们来说是一回事，他们体验的是两者的混合体。如果你觉得这种心理特征很难想象，那么也没关系，毕竟你没有巴厘岛人的大脑。

还有一个例子，西方人喜欢猜测他人的想法或情感，我们称为心理推理——在我们的文化中是一种基本而珍贵的技能，当我们遇到不擅长心理推理的人时，我们可能会认为他不正常，而不觉得自己有什么不对。但在有些文化中，人们觉得这种行为是完全没有必要的。例如，纳米比亚的辛巴人经常通过观察对方的行为来了解对方，而不是通过推测对方行为背后的心理活动。如果你对一个美国人微笑，他的大脑就会猜测你很高兴见到他，并预测你会和他打招呼。但如果你对辛巴人微笑，他的大脑可能只会预测你要和他打招呼。

即使在同一种文化中，我们也会发现思维差异。想想那些伟大数学家的大脑，他们能想出别人无法想出的计算方法。

再想想那些患有精神分裂症的人，他们经历了严重的、持续的幻觉。今天，有这种想法的人被认为患有精神疾病，但几个世纪以前，他们可能被称为先知或圣人。宾根的希尔德加德，一位 12 世纪的修女兼学者，据说能看见天使和恶魔的幻象，能听到上帝的声音。

在我们的课程中，这种思维类型的变化不足为奇。我们已经了解到，人类虽然只有一个单一的大脑结构——一个复杂的网络，但是每个个体的大脑都会调整和修剪自己，以适应周围的环境。我们还了解到，心灵和身体紧密相连，相互作用影响。大脑做出预测，让身体为行动做好准备，然后引发你的感觉和体验。

总之，一个特定的大脑在特定的身体里、特定的文化中成长和连接，会产生特定的思维。人性多种多样，不是单一的。思维源于大脑和身体之间的互动。当你的大脑和身体被其他大脑和身体（它们处于一个物理世界，并构建了一个社交环境）包围时，思维就产生了。

简单来说，我并不是说人类的思维就像一张白纸，完全由周围的环境塑造，没有什么是天生的，这说的是"肉饼脑"的思维（详情见第 2 课），一种假想的大脑结构。根据该结构，每个神经元都彼此相连。我也不是说，人一生下来大脑就具备了完整的思维，所以就有了一个单一的、普遍的人类本性。这是另一虚构的"折叠刀大脑"秉持的观点。该理论认为，大脑由不同的区域组成，每个区域都有各自的功能。我阐述的是第三种可能性，即我们来到这个世界，大脑自带基本规划，但该计划需要通过各种方式连接起来，以构建不同的思维。

对人类来说，拥有多种思维是很重要的，因为变异对一个物种的生存至关重要。查尔斯·达尔文最伟大的见解之一是：变异是自然选择发挥作用的先决条件。想想看：如果环境发生了巨大的变化，比如食物急剧减少或温度大幅上升，一个没有太多变化的物种可能会彻底灭绝。而具有巨大变异的物种在任何灾难之后都更有可能留下一些幸存者——那些非常适合新环境的成员。达尔文看到的是动物身体的变化，同样的原理也适用于人类的思维。如果人类的想法都一样——如果人类只有一种本性，当灾难降临时，我们可能会灭绝。值得庆幸的是，无论是在单一文化中还是在跨文化中，人类都存在多种不同的思维，所以我们不太可能被消灭。正是这种变异让人类得以进化存续。

尽管变异是常态——对我们人类来讲是一件幸事，但它也让人感到不安。单一的、普遍的人性比不断变化的人性更令人舒服。因此，虽然科学家承认存在不同类型的思维，但是他们也希望通过思维分类掌控差异。科学家把人分类，然后放进贴有标签的小格子里。有些人被贴上了热情的标签，有些人被贴上了冷漠的标签。有些人支配性强，有些人更善于照顾人。有的文化将个人置于集体，而有的文化完全相反。每个格子代表一种似乎普遍存在的思维特征，利用这些小格子，科学家把思维分成不同类别。

你可能做过类似的测试，这个测试通过收集你的信息，把你归到某一类别中。最常见的是迈尔斯－布里格斯人格类型测验（MBTI）。该方法把人类分成 16 类，每个类别一个小格子，分别代表不同的人格类型。据说，这种分类方法可以帮助你在事业上取得成功。遗憾的是，MBTI 的科学性被广泛质疑。和其他许多类似的测试一样，该测验通常通过询问你对自己的看法得出结论。研究表明，这可能与你在日常生活中的实际行为没有什么关系。就我个人而言，我更喜欢霍格沃茨的分院测试，它把人只分成四类（四个学院），而且划分更加严格。（我属于拉文克劳学院。）

科学家还试图以"正常"和"不正常"为标准对不同的思维进行分类。问题是，"正常"是相对的。例如，过去很多年，在美国精神医学会官方认定的精神疾病目录中，同性恋一直被列为一种心理疾病。时至今日，大多数人都承认性取向、身份和性别存在差异很正常。（虽然我们依然会被贴标签，被划分成不同类别，但至少这是一个新的开始。）

所有这些努力和贴标签，都是为了识别人类普遍存在的思维特征。你我同属人类，按常理来说，不管是布宜诺斯艾利斯的一个农民，东京的一个店主，还是纳米比亚的一个辛巴牧羊人，所有人的思维在某些方面应该都是相似的。一些科学家甚至在大脑中寻找可能包含每个所谓的普遍特征的回路。如果在非人类动物的大脑中发现了类似的回路，他们就会得出结论，动物也有这样的心理特征，然后就会突然感觉整个世界变得舒服多了，就好像我们对人性进化的了解又上了一层楼。

但是，如果说从前面的课程中我们有所收获，其中一个就是，在理解大脑如何工作时，常识并没有多大用处。大脑有很多共同的特征，思维则不然，因为思维在一定程度上依赖于大脑的细微连接，而这个连接是由文化调整和修剪的。例如，许多西方文化的精神和身体之间有明显的分界线。如果胃痛，你可能会去看初级保健医生或胃肠病医生。如果感到焦虑，你更有可能去看心理医生，即使症状和潜在原因与胃痛相同。但在一些东方文化，比如那些信奉佛教的文化中，心灵和身体被视为一个整体。

据我所知，人类的思维没有普遍的本质特征。随便挑一个人类特有的智力特征，比如丰富的口语，你总能找到一些没有这个特征的人，比如新生儿。或者，挑一个几乎所有人类都有的智力特征，比如合作，但你会发现很多其他动物也有这种特征。

即便如此，我们也可以找到广泛存在的心理特征——因为它们真的非常有用，即使它们不具有普遍性。例如，建立人际关系的能力。如果在你的文化中，群体优于个体，那么拥有一种将自身与其他人联系起来的思维很重要。反过来，如果你所在的文化更重视个体，而非群体，那么拥有与众不同的思维很重要。但是，既不关心自己也不关心他人的人，在任何人类文化中都很难发挥作用。

情绪——来自你身体的一般性感觉，是思维的重要特征之一，也是我们拥有的最贴近普遍心理特征的特征之一。科学家称为情感。情绪的变化从愉快到不愉快，从无聊到活跃。情感不是情绪，你的大脑一直在产生情感，不管你是否情绪化，也不管你是否注意到它。

情感是你所有喜怒哀乐的源泉。因为情感的存在，一些事情对我们来说至关重要或神圣不可侵犯，而另一些事情被认为微不足道或令人厌恶。如果你是一个有宗教信仰的人，情感会让你觉得自己与上帝相连。如果你是一个有精神信仰的人，但不一定信仰宗教，那么情感会成为一种超越自我的感觉。如果你是一个怀疑论者，情感就会让你坚信别人是错的。

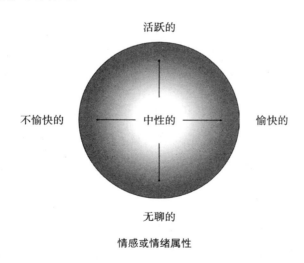

情感或情绪属性

情感从何而来？每时每刻——就像现在，当你读这些文字时，你的激素、身体器官和免疫系统正在产生大量的情感数据，而你几乎没有意识到。只有当心跳和呼吸很急促时，或者在集中注意力时，你才会注意到它们。除非体温过高或过低，否则你几乎不会关注自己的体温。然而，你的大脑会持续从这些数据风暴中获取意义，预测你身体的下一步行动，并在新陈代谢需求出现之前满足它们。当你体内发生这一切时，神奇的事情发生了——你的大脑会对你体内发生的一切进行总结，而这就是你感受到的情感。

情感就像一个你当前表现的晴雨表。记住，你的大脑一直在为你的身体做预算。你的身体预算无论是平衡还是出现了赤字，都可以通过情感展现出来。理想情况下，进化应赋予你一个更具体的东西，类似于一个应用程序或智能手表，帮助你精准地调节身体预算。你会听到："哔！你血糖过低，吃个苹果补充一下，如果是块巧克力就更好了。你昨晚睡眠不足，大脑中多巴胺含量越来越少。喝杯咖啡吧，最好是深度烘焙，再加点儿奶油。可以借点儿明天的能量来撑过今天剩下的时间。"但遗憾的是，情感不会给出如此精确的提醒。它只会告诉你："哔！你感觉糟

116

透了。"然后，你的大脑必须预测下一步该怎么做，才能让你活得更好。

科学家一直没有弄清楚的是，大脑的身体预算活动是如何转化为情感，即心理的。来自世界各地的数百个实验室，包括我的实验室，都观察到这种现象的发生，但物理信号是如何转化为精神感受的，仍然是一个巨大的谜团。这也再次证明，你的身体是你思维的一部分——不是以某种模糊、神秘的方式，而是以一种有形的、生物的方式存在。

尽管在任何文化中，人类都会产生愉悦、不快、平静和不安的感觉，但到底是什么赋予了我们这些感觉，大家的看法并不相同。有人觉得温柔的抚摸令人愉悦，但有人觉得难以忍受，还有些人在被拍打时会感觉很舒服。在这里，出现差异很正常。大脑调节身体的行为可能具有普遍性，但由此产生的精神体验却不是。

你的思维只是众多思维中的一种，但并不是不可改变的。你可以改变你的思维。人们经常这样做。在期末考试前，为了通宵复习功课，大学生们会喝咖啡或服用苯丙胺保持思维活跃。在派对上，为了让自己更放松，迎和聚会氛围，人们通常会喝酒（而且喝了酒之后，他们周围的人似乎奇迹般变得更有魅力了）。这种化学物质引发的变化只能持续很短的时间。要想更持久地改变，你可以尝试新的经历或学习新的东西来重新连接你的大脑，正如我们在之前的课程中讨论的那样。

改变思维的一个极具挑战性的方法是体验另一种文化，即重塑思维。如果你听说过乡下老鼠和城市老鼠的故事，或者读过马克·吐温的《王子与乞丐》，或者看过像《迷失东京》这样的电影，你就会知道我说的是什么意思。在这些故事中，主人公在误入陌生文化后，都不知道该如何行事。

想象一下，自己身处一种文化中，对该文化一无所知，即使是最基本的事情。见到人如何打招呼？如何看其他人？和他人站在一起，多远才不失礼？不熟悉的手势和面部表情意味着什么？你的思维必须适应新的文化。科学家称这种活动为"文化适应"，它就像是"可塑性"的一个极端版本。你突然沉浸在全新的、模棱两可的感官数据中，你的大脑需要自我调整和修剪，这样才能有效地预测该做什么。

文化适应真的很有挑战性。如果你去过一个国家，那里的人开车和你的国家反向，你就知道文化适应带来的精神痛苦是多么可怕了。在新文化中，即使像哪些东西能吃、哪些东西不能吃这样简单的问题，也可以成为一场冒险。想象一下，当你坐下来想吃饭时，却看到盘子里放着一整个煮熟的羊头，或者一盘蜂蛹，或者夹心面包。可见，一种文化中的美食，另一种文化中的人可能根本无法入口。

文化适应不一定发生在国外。当你在工作和家庭生活之间转换时，或者换新工作，必须熟悉新工作场合的规则和术语时，你都需要做出改变。军人出国作战和战后回国，至少要经历两次文化适应。

你的大脑不断地发布预测来管理你的身体预算，如果这些预测与你当前的文化不同步，你的预算可能会出现赤字，这会让你更容易生病。对移民的孩子来说尤其如此，他们面临两种文化——父母的文化和移民地文化，必须在两种思维之间转换，这给他们的身体预算增加了负担。

没有一种思维天生就比其他思维好或坏，变化只是为了更适应所在的环境。

说到人的思维，变异是常态，我们所说的"人性"其实是指多种人性。我们不需要一个普遍性思维来宣称我们属于同一个物种。我们所需要的只是一个异常复杂的大脑，它将我们自身与物理环境和社会环境联系起来。

第 7 课 | 我们的大脑能
创造现实

你生命中的大部分时间都活在一个虚构的世界里。你居住在一个城市或乡镇，它的名字和边界是人为编造的。街道地址是由字母和其他符号构成的，这同样是人们创造的。你阅读的每一本书，包括这本，其中的每个字也都是虚构的符号。你用一种叫"钱"的东西来买书和其他物品，钱是由纸、金属和塑料制成的——同样完全是人为造出来的。有的金钱是无形的，它们沿着计算机服务器之间的电缆流动，或通过 Wi-Fi 网络以电磁波的形式通过空气传播。你甚至可以用无形的金钱来换取无形的东西，比如提前登机的权利或让他人为你提供特定的服务。

　　每天，你都积极地、心甘情愿地参与到这个虚构的世界中。因为它对你来说是真实的。就像你自己的名字一样真实——但不得不提的是，你的名字也是别人编出来的。

我们生活在一个只存在于人类大脑中的社会现实世界中。离开美国去加拿大，享有某片水域的捕鱼权，地球绕太阳运行时在特定时段被称为"1月"，这些在物理和化学上找不到任何判定依据，但对我们来说它们都是真实的社会现实。

地球本身，连同岩石、树木、沙漠和海洋，都属于物理现实。社会现实指的是，人类作为一个集体，同意赋予物理实物新的功能。例如，我们都同意地球上的某一块土地是一个"国家"，我们都同意某个人是这个国家的"领袖"，如总统或女王。

人类思维的转变很可能会导致社会现实发生巨变。1776年，13个英国殖民地消失了，取而代之的是美利坚合众国。社会现实也是十分残酷的。在中东，人们为了一块土地是属于以色列还是巴勒斯坦而产生分歧，连年战争，互相残杀。虽然我们没有明确地讨论社会现实这个事实，但我们以实际行动让它成为现实。

社会现实和物理现实之间的界限是模糊的，我们可以通过科学实验证明这一点。研究表明，当葡萄酒很贵时，人们认为它的味道更好。完全相同的咖啡，人们会觉得标有环保标签的咖啡比未标注的味道更好。沉浸在社会现实中的大脑预测会改变你对饮食的认知方式。

你、我、他都可以毫不费力地创造社会现实，因为我们拥有人类大脑。据我们所知，没有其他动物的大脑能做到这一点——创造社会现实是人类独特的能力。科学家还不能确定我们的大脑是如何发展出这种能力的，但我认为，它可能与一系列能力有关，我将其称为5C：创造力、沟通、模仿、合作和压缩。

第一个C，我们需要一个有创造力的大脑。有了创造力，我们不仅能够创作艺术，也可以在地面画一条线，称其为一个国家的边界。通过这个行为，我们创造一个社会现实（即国家），赋予了一片土地新的功能，比如公民身份和移民，这些在物理世界中是不存在的。当下一次过海关，或者离开一个城镇进入另一个城镇的时候，你不妨认真思考一下，所谓边界其实是由人类划定的。

第二个C，我们需要一个能够与其他大脑有效"沟通"的大脑，以便分享想法，例如"国家"及其"边界"的想法。对我们来说，有效的沟通一般是通过语言来完成的。比如，当我告诉你我需要汽油时，我没有必要解释是我的车需要加油，而不是我饿了；我也不必说明，我计划在不久的将来开车到加油站，然后下车，出示加油卡，加油付款，等等。我的大脑会联想到这些内容，你的大脑也一样，这让我们能够有效地交流。严格来说，小范围的社会现实是不需要语言的。例如，你我开车在十字路口相遇，我挥手让你先走，看到我的手势，你可以猜到我的意思，然后先行。但对社会现实的传播和延续而言，语言通常比其他符号更有效。想象一下，建立和教授交通法规，如果没有语言会是什么情况。

第三个 C，我们的大脑还需要通过有效"模仿"来学习，以建立和谐生活的法律和规范。从孩子很小的时候，我们就开始向他们的小大脑灌输社会规范，帮助他们和世界建立联系。把规范教给这些新人，不仅是为了使日常的交流更顺畅，也是为了帮助孩子在社会中更好地生存下去。在一些关于 19 世纪探险家的故事中，当探险家进入偏远未知区域探险时，很多人死在了那里。也有少数人活了下来，他们之所以能够幸存，是因为他们有意识地和当地人沟通，向他们学习。当地人教探险家该吃什么，如何准备食物，该穿什么，以及在陌生环境中生存的秘密。如果所有的人类个体都必须在没有模仿的情况下自己解决所有问题，那么我们这个物种必将灭绝。

第四个 C，我们也需要一个能在广阔的地理范围内进行"合作"的大脑。即使是最简单的行为，比如伸手到厨房碗柜里拿一罐豆子，也需要有其他人的存在才能成为可能。要完成这件事，需要有人种植这些豆子，给它们灌溉，这些人可能在几千英里①之外。需要有人开采制作罐子所用的金属。还需要有人把豆子运到当地的商店，而商店是其他人用木头、钉子和砖头建造的，这些木头、钉子和砖头也是其他人制造和运输的，使用的是早已去世的人发明的技术和工具。你买豆子的钱是由在政府部门工作的人发明制造的。这多亏了共享的社会现实，为了你能够准时拿起罐头做晚餐，成千上万的人在正确的时间、正确的地点做了无数的工作。

创造力、沟通、模仿和合作——这 4 个 C 均由基因变化引起，基因变化给了人类一个巨大而复杂的大脑。但是，大脑体积再大，复杂性再高，都不足以创造和维持社会现实。这时我们还需要第五个 C——压缩，这是一种非常复杂的能力。从某种程度上讲，人类的这种能力是其他任何动物的大脑都没有的。下面，我将通过类比的方法解

---

① 1 英里 ≈1.61 千米。——编者注

释压缩。

假设你是一名警员，为了调查一起犯罪案件，你正在询问目击者。共有 20 个目击者，你逐个听取了他们的描述。他们的描述，有相似的地方——犯罪嫌疑人和犯罪地点。有些地方存在差异——谁的错？逃逸的车是什么颜色的？根据这些描述，你删减掉重复的信息，总结出最有可能的结果。之后，当警察局长问你发生了什么事时，你只需要把你的总结告诉他就可以了。

你大脑神经元的工作原理与之非常类似。你可能有一个单一的大神经元（警员）同时接收来自无数小神经元（目击者）的信号，这些神经元以不同的频率放电。但大神经元并不代表小神经元发出的所有信息。大神经元会对信息进行总结，即压缩，删除冗余部分。经过压缩，大神经元可以有效地将总结后的信息传递给其他神经元。

这种神经压缩过程遍及整个大脑。在大脑皮质中，压缩从你的眼睛、耳朵和其他感觉器官中传递感官数据的小神经元开始。有些数据可能已经被你的大脑预测到了，有些则是新的。新的感官数据通过小神经元传递给更大、连接更好的神经元，这些神经元将数据进行压缩总结，然后将总结结果传递给更大、连接更紧密的神经元。以此类推，每次神经元在传递信息前都会对数据进行压缩总结。这个过程一直持续到连接最紧密的大脑前端，在那里，最大、连接最紧密的神经元创造了最综合且最精简（最大化压缩）的总结。

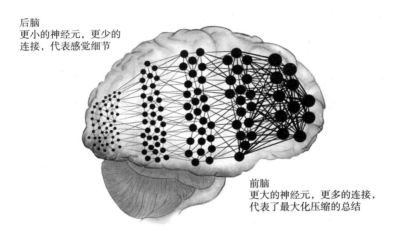

后脑
更小的神经元，更少的
连接，代表感觉细节

前脑
更大的神经元，更多的连接，
代表了最大化压缩的总结

大脑的压缩功能使抽象成为可能

（这是一张概念图，因而不具有解剖学上的精确性）

没错，你的大脑在不停地总结，压缩，再总结，再压缩，循环往复，最后得到一个巨大的、最精练的总结。这和社会现实有什么关系？嗯，压缩让大脑能够进行抽象思考，而抽象，连同其余的4C，使你庞大而复杂的大脑能够创造社会现实。

通常，人们在谈论抽象时，指的是抽象艺术，例如，面对一幅毕加索的画，如何从立方体中看出一张脸。抽象也可能指抽象数学，比如用代数方法解决轴心旋转问题。抽象还可以指代抽象符号，比如在纸上画几笔来表示一个数字，用一列数字来表示你一个月的开销。

然而，心理学对抽象的关注点完全不同。它与绘画和符号的细节无关，而是指我们感知其意义的能力。具体来说，我们有能力从功能的角度来看待事物，而不仅仅是它们的物理形态。看起来完全不同的东西——比如一瓶酒、一束花和一块金表——通过抽象理解，我们可以把它们都视为"庆祝成就的礼物"。经过大脑的压缩总结，这些物体的物理差异不再重要，我们的关注点是它们具有相似的功能。

拥有了抽象能力，你还可以对同一个物理对象施加多个功能。同样一杯红酒，当你的朋友举杯高喊"恭喜"时，当牧师举杯吟诵"基督的血"时，它所代表的意义完全不同。

抽象是如何发挥作用的？大脑通过压缩，把所有感官数据统合成一个有凝聚力的整体，这就是我们前面提到的"感官统合"。每当你的一个神经元对输入信息进行压缩总结时，这个多感觉的总结就是输入信息的抽象过程。在你的大脑前部，最大、连接最紧密的神经元所做出的总结最抽象，涉及多个器官。这就是为什么你会把不同的东西，比如鲜花和金表都视为礼物，而对相同的一杯酒赋予不同的意义，如喜庆的或神圣的。

我在第2课中写道，你的大脑非常复杂，但高度复杂还不足以形成人类思维。复杂性可能会帮助你爬上一段不熟悉的阶梯，但要想理解爬上社会阶梯以获得权力和影响力，还需要其他因素。抽象就是另一个必要因素。它可以让你的大脑总结过去的经验，从而理解物理形态不同的事物可能具有类似的功能。抽象赋予你认识未知事物的能力，比如一个头发是蛇的女人。

你可能从未见过真正的美杜莎，但你（和古希腊人）只要看到一张美杜莎的照片，就能立即理解她代表了什么。因为，非常神奇的是，你的大脑可以把一些熟悉的想法，比如女人、乱发、蜿蜒的蛇和危险，在脑海中组合成一个连贯的心理图像。抽象还能让你的大脑把声音组合成单词，把单词组合成思想，这样你就能学习语言了。

总之，大脑皮质的连线使压缩成为可能。压缩把各种感觉统合在一起。感觉统合后形成抽象概念。抽象让你高度复杂的大脑能够根据事物的功能，而不是它们的物理形态做出灵活预测，这就是创造力。你可以通过沟通、合作和模仿的方式分享这些预测。5C 就是这样赋予人类大脑创造和分享社会现实的能力的。

在其他动物身上我们也发现了不同程度的 5C 能力。例如，乌鸦具有一定的创造力，它们可以使用树枝作为工具。大象在交流时会发出低沉的隆隆声，这种声音可以传播数英里。鲸鱼能够模仿彼此的歌声。蚂蚁可以相互合作寻找食物，并保护它们的巢穴。蜜蜂通过抽象的舞蹈告诉同伴哪里可以找到花蜜。

然而，在人类身上，5C 相互交织，相互强化，人类因此具有了其他动物完全无法比拟的能力。鸣禽从其他成年鸟那里只学习唱歌。而人类不仅要学会唱歌，还要学习唱歌的社会现实，比如，在什么节日唱什么歌最合适。狐獴将半死的猎物带到小狐獴面前，教小狐獴如何捕食猎物。我们不仅明白杀人是什么，还清楚意外杀人和谋杀之间的区别，我们还为它们制定了不同的法律刑罚。老鼠通过在可口的食物上标记气味来告诉彼此什么是安全的。我们不仅要知道吃什么，还要知道在我们的文化中，哪些食物是主菜，哪些是甜点，以及哪些菜该用哪些餐具吃。

其他动物（如狗、类人猿和某些鸟类）的大脑也能在一定程度上压缩信号，因此它们也能在一定程度上抽象地理解事物。但据我们所知，人类是唯一一种大脑的压缩和抽象功能强大到足以创造社会现实的动物。一只狗可能会形成自己的社会规则，比如某块特定的草地是用来和人类玩耍的，或者不允许在屋里大小便。但狗的大脑无法像人类大脑那样，通过语言传达概念来实现社会现实，从而有效地将这些概念传达给其他狗。黑猩猩可以观察和模仿彼此的行为，比如把一根棍子戳进白蚁的洞里，以获得美味的零食，但这种学习是基于物理现实的，也就是说，木棍可以插进白蚁的洞里，这不是社会现实。如果一群黑猩猩同意，谁从地里拔出一根棍子，谁就能成为丛林之王，这就是社会现实，因为它给棍子强加了一种超越物理形态的至高无上的功能。

大多数动物都有进化适应性，这使得它们在各自的领域成为专家，比如麋鹿的角或食蚁兽的舌头。但是人类变成了多面手，在进化中将 5C 能力融于一身，这鼓励我们向世界发起挑战，使之屈从于我们的意志。所有动物的大脑都只关注自己所在的物理环境中与其健康和生存相关的东西，而忽略了其他东西。但人类不仅能从物质世界中选择东西来创造自己的生态位，我们还一起赋予世界新的功能，并以此为生。社会现实就是人类生态位的构建。

社会现实非常神奇。你可以简单地编造一些东西，比如一个文化基因、一个传统或一部法律，如果其他人把它当成真实的，它就会变成真实的。我们的社会现实是我们围绕物质世界建立的一个缓冲区。作家林达·巴里写道："我们创造幻想世界不是为了逃避现实，我们创造它是为了停留。"

社会现实也存在不可忽视的负面效应。它如此强大，以至可以改变我们基因进化的速度和进程。孤儿院的悲剧就是一个例子，当时政府的政策创造了偏离基因进化的一批人。这种人为的选择发生在每一个社会，当财富、社会阶级或战争使一个群体凌驾于另一个群体之上时，它就会改变某些人繁衍的概率，甚至让他们无法繁衍后代。仅仅是分享我们的创造性想法，比如燃烧化石燃料的技术，社会现实就能改变人类进化的进程，其后果是诞生了一个更不受我们控制的物理世界。

关于社会现实，一个非常引人注目的事情是，我们往往意识不到我们创造了它。人类的大脑误解了自身，将社会现实误认为物理现实，从而导致各种各样的问题。例如，和其他动物一样，人类之间也存在巨大差异。但与其他动物种族不同的是，根据这些差异，我们把人类划分成不同的类别，贴上种族、性别和国籍等标签。我们觉得这样的分类是自然的选择，而实际上它是人类自己创造的。这就是我要说的。"种族"的概念通常包括肤色等身体特征。但肤色其实是一个连续体，不同肤色之间的界限是由社会中的人们设定和维持的。有些人试图通过遗传来证明这一界限的合理性，肤色确实可能在很大程度上受基因影响，但眼睛的颜色、耳朵的大小和脚指甲的弯曲度也可能受基因影响。作为一种文化，我们选择受歧视的特征，并标出界线，放大我们称为"自己"的群体和我们称为"他们"的群体之间的差异。这些线条不是随机的，但也不是生物学规定的。在这些条条框框被画出来之后，人们把肤色当作某种象征。这就是社会现实。

在日常生活中，你通过自己的行为维护社会现实。例如，你把闪闪发光的钻石当作无价之宝，崇拜名人，在选举中投票或者不投票，做这些你都是在通过自己的行为维护社会现实。我们的行为也能改变社会现实。有时变化相对较小，没什么影响，比如使用代词"他们"来指代一个人而不是一群人。有时候改变是灾难性的，就像南斯拉夫社会主义联邦共和国的解体，导致多年的战争；或者像 2007 年的经济大衰退，当时一些穿着华丽西装的人认为一些抵押贷款的价值下降了，它们真的暴跌了，给整个世界带来巨大的灾难。社会现实确实有其局限性，毕竟，它受到物理现实的限制。我们都希望自己可以挥挥手臂飞到空中，但那根本不可能。即便如此，社会现实也比你所能想象的更有可塑性。人们可能会同意恐龙从未存在的观点，无视所有相反的证据，建立一个关于过去不存在恐龙的博物馆。我们可能有这样一位领导人，他说了可怕的话，所有这些话都被拍下来，但新闻媒体宣称他从未说过那些话。这就是极权社会发生的事情。社会现实可能是我们最伟大的成就之一，但它也是我们可以用来对抗彼此的武器，它很容易被操纵。民主本身就是社会现实。

社会现实是一种超级力量，是人类大脑共同努力的成果。因为社会现实，我们有了把握自己命运的可能性，它甚至会影响我们物种的进化。只要共同努力，我们就可以创造抽象的概念，分享它们，并将它们编织成现实，这样就可以征服任何环境——无论是自然的、政治的还是社会的，我们对现实的控制比我们所能想象的要多得多。我们对现实的责任也比我们所能意识到的要大得多。

每一种社会现实都代表了一条分界线。一些分界线对人们有好处，比如防止迎面相撞的驾驶法规。而有些分界线对一些人有利，对另一些人不利，比如奴隶制和社会阶级。对这些分界线是否符合道德的争论从未停止，但不管你承认与否，对每一次分界线的加强，我们每个人都有责任。当你知道自己拥有超能力时，超能力才会发挥最大的作用。

　　曾经的你，漂浮在海里，形如一根挂着胃的细棍。渐渐地，你进化了，有了感觉系统，认识到自己是一个更大世界的一部分。为了有效驾驭这个世界，你的身体系统发育了。进化出可以进行身体预算的大脑。你学会了和其他同类一起生活。后来，你从水里爬到陆地上。在漫长的进化过程中——历经了无数次的尝试，伴随数万亿动物的死亡——你最终进化出了人类大脑。大脑可以做很多重要的事情，但又让你严重误解自己。

- 一个构建了丰富心理体验的大脑，我们经常在内心体会情感和理性的挣扎。

- 一个如此复杂的大脑，以至我们只能通过比喻来认识它，并误以为它们是知识。

- 一个非常擅长自我重组的大脑，让我们误以为自己生来就无所不能，而实际上很多都是后天习得的。
- 一个能产生幻觉的大脑，它误导我们，让我们相信自己看到的世界是客观的；一个非常善于预测的大脑，以至我们误以为自己的动作是一种本能反应。
- 一个能在无形中调节其他大脑的大脑，误导我们认为我们彼此是独立的。
- 一个创造了大量不同思维的大脑，而我们误以为有一种单一的人性可以解释所有思维。
- 一个对自己的发明创造无比信赖的大脑，以至我们误以为社会现实就是自然世界。

今天，虽然对大脑有了很多了解，但我们仍有很多东西需要探索。至少到目前为止，我们已经掌握了足够的知识，可以初步了解大脑奇妙的进化历程，思考生活中最重要、最具挑战性的事情的含义。

我们的大脑不是动物界最大的，从客观上来讲，也不是最好的。但它是人类的大脑，是我们力量和缺点的源泉。它赋予我们建设文明的能力，也赋予我们相互摧毁的能力。因为大脑，我们成为人类，虽然简单且不完美，但我们以此为傲。

致
谢

　　本书的诞生离不开许多人的鼎力相助，尤其是神经科学家，谢谢你们给予我的专业指导，你们推荐阅读的书目让我受益匪浅，也谢谢你们耐心地回答我无休止的问题。首先，向杰出的进化和发育神经科学家芭芭拉·芬利郑重道谢。她知识渊博，犹如一本百科全书，令我震惊。她不仅给我详细讲解了胚胎学知识，还从进化和发展的角度带我领略了神经解剖学和神经科学相关内容。正是因为芭芭拉的帮助，本书的 1/2 课和第 1 课才得以圆满完成，其他几课也随处可见她的指导。目前，我正在和芭芭拉合作，写一本关于脊椎动物动机和情绪进化及发展的学术专著，届时将由麻省理工学院出版社出版。

　　在此，我也非常感谢我的长期合作伙伴和朋友，神经学家布拉德·迪克森。在波士顿的麻省总医院，我们在大脑成像研究方面已经合作了十多年，共同发表了三十多篇研究论文。非常感谢他能够包容我突发奇想的推测。特别感谢迈克尔·努曼，在我开始我的神经科学教育时，他是第一个给予我鼓励和支持的神经科学家。

我还要感谢我的神经科学领域的伙伴们，不管过去还是现在，他们都给予我很多帮助。他们是（排名不分先后）：乔·安德烈亚诺、谢尔·阿特齐尔、摩西·巴尔、拉里·巴萨卢、玛尔塔·比安恰尔迪、凯文·比卡特、伊丽莎·布利斯－莫罗、埃默里·布朗、杰米·邦斯、西普里安·卡塔纳、洛雷娜·查内斯、马克西米利安·肖蒙、萨拉·杜布罗、维姆·范杜菲尔、高伟、塔尔马·亨德勒、马蒂恩·范登赫费尔、雅各布·胡克、本·哈钦森、由田胜美、伊恩·克莱克纳、菲尔·克拉格尔、阿龙·库西、凯斯塔斯·克韦拉加、克里斯滕·林德奎斯特、丹蒂·曼蒂尼、海伦·迈贝格、森口嘉也、苏珊·奥斯特维克、盖尔·拉斯、卡尔·萨阿卜、阿贾伊·萨普特、莉安·舒尔滕斯、凯尔·西蒙斯、乔丹·瑟里奥特、亚历山德拉·图鲁托格鲁、托尔·瓦格、拉里·沃尔德、玛丽安·韦里克、克里斯蒂·韦斯特林、苏珊·惠特菲尔德－加布里埃利、克里斯蒂·威尔逊－门登霍尔以及张嘉和。同时，对于工程和计算机科学领域的科学家，我也要奉上深深的谢意，是他们让我知晓了动力学系统的复杂知识，以及其他计算方面的专业知识，这些知识使我成为一个更好的神经科学家。他们包括：达娜·布鲁克斯、萨拉·布朗、豪梅·科尔－丰特、珍妮弗·狄、德尼兹·埃尔多穆什、祖尔卡纳因·卡恩、马杜尔·曼加拉姆、简－威廉·范德梅恩特、萨拉·奥斯塔达巴斯、米莎·帕维尔、苏门答腊·兰佩萨德、塞巴斯蒂安·吕夫、吉恩·图尼克、马修·亚罗西以及东北大学 PEN 组委会的其他成员。还要感谢统计学家蒂姆·约翰逊和汤姆·尼科尔斯。

还要感谢霍顿·米夫林出版公司（HMH）的编辑亚历克斯·利特菲尔德，如果没有他的无限热情和专业指导，本书很难顺利出版。非常感谢他对本书的认真审阅，也正是他的鼓励，我才得以将关于大脑的复杂性与人类意义的宏观想法结合起来。在这方面，我也要感谢《纽约时报》的詹姆斯·赖尔森，他在神经科学、心理学和哲学等方面给予了我很多指导。

范杨的奇思妙想和艺术天赋也让本书受益匪浅，他的团队设计的插图巧妙地把科学带入日常生活，我特别欣赏他致力于向普通民众普及科学的强烈愿望。感谢阿龙·斯科特的设计咨询，十多年来，他的专业知识、独到的眼光和创造力帮助我将复杂的科学概念转化为可理解的图像。

感谢 HMH 的生产和营销团队的全体成员，包括奥利维娅·巴茨、克洛艾·福斯特、特雷西·罗、克里斯·格兰尼斯、埃米莉·斯奈德、希瑟·塔马尔金，并特别感谢公关经理米歇尔·特里安特。还要感谢我的经纪人马克斯·布罗克曼和他在布罗克曼公司的团队一直以来的大力支持。托马斯·德莱尼、伊夫琳·查维斯、布雷亚纳·斯温哈特和拉塞尔·温伯格，谢谢你们。

本书的早期读者提供了很多宝贵的评论、批评和意见，这使得本书进一步完善，并获得显著的改进，他们中的许多人都是我的朋友和杰出的科学家。他们是（排名不分先后）：凯文·阿利森、瓦妮莎·凯恩·阿尔维斯、伊丽莎·布利斯－莫罗、达娜·布鲁克斯、林赛·德雷顿、萨拉·杜布罗、彼得·法勒、芭芭拉·芬利、卢德格尔·哈特利、凯蒂·霍曼、本·哈钦森、佩姬·卡尔布、西奥娜·利达、迈卡·凯塞尔、安·克林、巴特扎·梅斯基塔、凯伦·奎格利、塞巴斯蒂安·吕夫、阿龙·斯科特、斯科特·斯莱克、安妮·坦明克、凯利·范迪利亚以及范杨。每一课的完成，都得到大家的鼎力相助，在此感谢奥拉夫·斯鲍恩斯和塞巴斯蒂安·吕夫对第2课给予的帮助，感谢迪马·阿姆索为第3课提供的帮助，以及本·哈钦森和萨拉·杜布罗为第4课提供的帮助。

衷心感谢我在东北大学和麻省总医院跨学科情感科学实验室的同事和学员。这群年轻的科学家才华横溢，一直从事与本书内容相关的主题的探讨和研究。所有成员的名字都可以在 affective-science.org 网站上查询到。特别感谢山姆·里昂，他以超快的速度检索了无数的研究论文，也要感谢我们实验室的联合负责人凯伦·奎格利。凯伦在身体外周生理学、内感受和稳态应变方面有着深厚的造诣。我们喜欢开玩笑说，利用她对身体的了解和我对大脑的了解，我们两个人就可以构成一个完整的人。我还要特别感谢麻省总医院马蒂诺斯生物医学影像中心及该中心主任布鲁斯·罗森，以及东北大学心理学系，特别是我们的主任乔安妮·米勒。他们的支持和耐心使我成为一名神经科学家和心理学家，有机会向公众传播科学。

本书是在古根海姆基金会和斯隆基金会的大力资助下

完成的。在此，我对两家基金会的慷慨资助，表示真挚的感谢。

最后，我要对我最爱的两个大脑——我的女儿索菲娅和我的丈夫丹——说一声谢谢，谢谢他们给了我灵感，他们的鼓励和包容保证了我身体预算的总体平衡。

在这里，我就正文提到的内容补充了一些关键的科学依据，并对一些关键主题和依然存在争议的话题做出解释。

科普写作最难的地方在于决定去除哪些内容。科普作家就像雕刻家，需要不断打磨复杂材料，直到其形成令人信服又易于理解的东西。若从科学追求严谨的角度来说，最终的作品必然是不完整的，但科普作家希望能够尽量呈现"足够准确"的内容，不至于冒犯大多数科学家。

举例来解释一下什么是"足够准确"。在书中，我提到，人类的大脑由大约 1 280 亿个神经元组成。这个数字可能和你在其他资料中看到的不同，这是因为，我给出的数字包含了小脑神经元。小脑是非常重要的脑部结构，在利用触觉和视觉等感觉来协调身体运动方面发挥着重要作用。某些研究论文可能忽略了小脑中的神经元。而我估量的也不全面，大脑还存在 690 亿个非神经元细胞，即神经胶质细胞，它们同样具有非常强大的生物功能。但通过 1 280 亿这个数字表明大脑是一个由多个部分构成的复杂网络，这是第 2 课的重要概念。

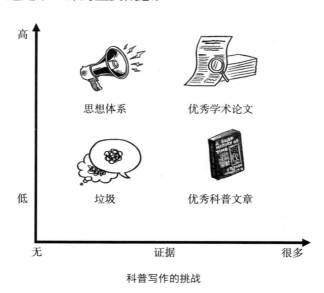

科普写作的挑战

½课　大脑不是用来思考的

　　文昌鱼在海洋中繁衍生息，距今已有 5.5 亿年历史。这种古老的生物，也被称作蛞蝓鱼，至今依然存在。文昌鱼是人类的远亲，原因在于：人类是脊椎动物，这意味着我们拥有一根脊椎和一根神经索，即脊髓。文昌鱼虽然不属于脊椎动物，但拥有一条贯穿首尾的神经索。它们还有一种被称为脊索的脊椎，只不过是由纤维材料和肌肉而不是骨骼构成的。文昌鱼和脊椎动物同属于一个更大的动物群，即脊索动物（脊索动物门），我们拥有共同的祖先（共同祖先的话题稍后探讨）。

　　文昌鱼并不具备区分脊椎动物和无脊椎动物的所有特征。文昌鱼没有心脏、肝脏、胰腺或肾脏，也没有与这些器官配套的身体内部系统。但它们有一些细胞可以调节昼夜节律，形成了睡眠和醒来的周期。

文昌鱼没有明显的头部，也没有脊椎动物头部所具有的任何可见的感觉器官，如眼睛、耳朵、鼻子等。文昌鱼身体最前端的一侧有一小群细胞，被称为眼点。这些细胞具有感光性，可以察觉到亮和暗的明显变化，所以如果有阴影落在身上，文昌鱼会立刻逃走。眼点细胞与脊椎动物的视网膜有一些共同的基因，但是文昌鱼没有眼睛，看不见东西。

此外，文昌鱼没有嗅觉和味觉。它们的皮肤中有一些细胞可以检测水中的化学物质，这些细胞中的一些基因与脊椎动物嗅觉中发现的基因类似，但目前还不清楚这些基因是否以同样的方式发挥作用。文昌鱼体内也有一簇带毛的细胞，这些细胞使它能够在水中确定方向并保持身体平衡，也许还能在游泳时感知加速度，但文昌鱼没有像脊椎动物那样有毛细胞的内耳来听声音。

文昌鱼也无法主动寻找并靠近食物，它们只能食用水流带来的微小生物。但当周围食物匮乏时，它们的细胞能感知到，然后它们会随机向某个方向蠕动，希望能找到食物（实际上，细胞会发出"任何地方都比这里好"的信号）。详情见 ½ 课。

一小团细胞，并不能称为大脑。文昌鱼是否有大脑，一直是科学家争论的焦点。归根结底在于，如何区分大脑和非大脑，以及二者之间的界线。进化生物学家亨利·吉对这种情况做了很好的总结：无论是在被囊动物（海鞘）还是文昌鱼体内，我们都没有发现与脊椎动物大脑类似的东西，尽管存在一些初始痕迹……但需要足够努力去观察，才可以看到。

绝大多数科学家都同意，在文昌鱼脊索的前端可以找到脊椎动物大脑类似的基因轮廓，而这些轮廓至少有 5.5 亿年的历史。这并不一定就意味着，在脊索前端发现的基因和脊椎动物大脑的基因类似，或者它们以同样的方式工作或形成了同样的结构。（两个物种拥有相似的基因意味着什么，更多内容详见附录第 1 课 "爬行动物和非人类哺乳动物拥有与人类相同的神经元"。）这也是科学争辩开始的地方。科学家的确在文昌鱼体内发现了构成脊椎动物大脑组织的主要分子模式，但到底哪些片段存在，哪些缺失，一直是科学家争论的焦点。在文昌鱼体内，这些片段是否真实存在也存有争议。另一方面，文昌鱼拥有大脑形成所必需的基本遗传基础，尽管它本身没有头部。

想了解更多关于文昌鱼的知识，可以参阅亨利·吉的《跨越桥梁：脊椎动物起源浅析》（*Across the Bridge: Understanding the Origin of the Vertebrates*）以及进化神经学家格奥尔格·施特里特和格伦·诺思卡特的著作《大脑进化：脊椎动物发展史》（*Brains Through Time: A Natural History of Vertebrates*）。

看着现代的文昌鱼，就仿佛看到了我们远古的祖先，他们有着类似的小小的身形。科学家认为，我们和文昌鱼的共同祖先与现代文昌鱼非常相似，因为文昌鱼所需的环境（它们的生态位）在过去的 5.5 亿年里几乎没有改变，所以它们不需要为了适应环境而做出过多改变。相比之下，在进化中，脊椎动物经历了巨大的变化，其他脊索动物（如海鞘）也一样。因此，科学家认为，通过研究现代文昌鱼，我们可以了解所有脊索动物的共同祖先。

但也有一些科学家认为，文昌鱼不太可能在 5 亿年里没有任何改变。例如，文昌鱼的脊索（它的中枢神经系统）贯穿整个身体，从一端到另一端，而脊椎动物脊髓的末端是大脑的起点。我们共同的祖先是拥有一个像文昌鱼一样的脊索，随着脊椎动物大脑的进化而变得更短了，还是短脊索在进化过程中延长了？对此科学家一直未能达成一致意见。在很多其他方面（例如，嗅觉的进化）也存在类似的争论。

想要了解更多我们共同祖先的信息，请参阅亨利·吉的《跨越桥梁：脊椎动物起源浅析》。

人类大脑为什么会进化。"大脑进化是为了做这个"或"大脑是为了那个而进化的"，这样的说法源自目的论的解释。目的论（teleology）一词来自希腊语 telos，意思是结束、目的或目标。在科学和哲学中，目的论有多种类型。最常见的类型也是科学家和哲学家最反对的一种说法是，某些东西是为了一个最终目的而故意设计的。例如，大脑在某种程度上是向上进化的——从本能进化到理性，或者从低等动物进化到高等动物。本书并没有采用这种目的论。

在这堂课中，我采用的是如下的目的论，即事物的存在是一个过程，并不存在终极目标。根据这一说法，大脑不是用来思考的，而是用来在特定的环境中调节身体，在这样说时，我并不是在暗示身体的预算平衡——稳态应变——有某种最终状态。稳态应变是一个过程，一个预测和处理不断变化的环境输入的过程。所有的大脑都能实现稳态应变。由坏变好，并不是一个有序的发展过程。

心理学家贝瑟尼·奥亚莱赫托、桑德拉·韦克斯曼和道格拉斯·梅丁研究了在不同文化背景下，人们是如何对自然世界进行推理的。他们的研究表明，本堂课中使用的这种目的论有效地评论了生物及其环境关系。他们把这称为"情境关系认知"。像"大脑不是用来思考的"这样的陈述本身代表了一种关系（它指的是大脑、各种身体系统和环境中的物质之间的关系），并不是说，大脑是为了某个终极目的被故意设计出来的。

我的措辞（例如，你的大脑不是用来思考的）使用是有特定背景的——在一篇描述大脑各方面功能的非技术性文章中，这个短语只有在特定上下文中才具有完整的意义。如果脱离上下文，你很容易把这句话误认为是第一种目的论类型。当然，稳态应变不是大脑进化的唯一原因，也不会以某种有序方式促进大脑进化。大脑进化很大程度上是由自然选择驱动的，而自然选择往往具有随机性和投机性。大脑进化也可能受到文化发展的影响，详情可参阅本书第7课。

身体预算在学术上被称为"稳态应变"。稳态应变不是影响大脑进化和工作的唯一因素，却是一个很重要的因素。稳态应变是一个随时间变化的、具有预测性的平衡过程，而不是一个寻求单一稳定点来维持身体的过程（它和恒温器不同）。寻求单一稳定点的过程叫作"稳态"。

从经济角度来讲，这种移动是值得的。在经济学领域，有意义的运动是指价值运动，已经得到充分研究。

身体也变得更复杂。你身体内部的器官，如心脏、胃和肺，被称为内脏，位于颈部以下，与心血管系统、肠胃系统和呼吸系统等共同构成一个更大的系统，即内脏系统。发生在心脏、肠道、肺和其他器官内部的运动被称为内脏运动。大脑控制内脏系统（也就是说，大脑控制内脏运动）。在大脑中，有一个初级运动皮质，皮质下还有一个完整的结构系统来控制你的肌肉运动，同样，大脑在控制内脏运动时，也需要一个初级的内脏运动皮质，这个皮质下也有一个完整的结构系统，它们共同发挥作用。一些内脏器官，比如肺，需要由大脑指挥才能正常工作。然而，你的心脏和其他内脏都有自己的内在节奏，大脑中的内脏运动系统会对它们进行微调。最后要说明的是：你身体的其他系统，如免疫系统和内分泌系统，虽然通常和任何内脏器官都无关，但从广义上来讲，它们的变化也被称为内脏运动。

手臂、腿、头和躯干运动产生的感官数据会传递到大脑（具体来说，是传递到躯体的感觉系统），同样，内脏运动也会产生感觉变化，被称为内部感官数据，它也会被发送到你的大脑（内感受系统）。所有这些感官数据都有助于你的大脑更好地控制你的身体运动和内脏运动。

脊椎动物的内脏和内脏运动系统的进化伴随着感觉系统的进化，这一点已经得到充分的科学证明。在受孕后，当胚胎构建大脑和身体时，内脏系统和感觉系统同时发育，它们都源于同一临时细胞簇，即神经嵴。前脑，即脊椎动物大脑中包含内脏运动反射和内感受系统的部分，也源于这一细胞簇。该神经嵴是脊椎动物所特有的，包括人类。

在确定运动价值方面，内脏运动系统和内感受系统起着关键作用，但我们不能说它们是为此而进化的。其他的选择压力也促进了身体内脏系统和大脑内脏运动系统的进化，比如更大的身体的进化需要更多的照料和维护。在地球上，大多数动物的直径都很小，只有几个细胞能从身体内部一直延伸到体外。这种安排使某些生理功能更容易实现，比如（呼吸时的）气体交换和排便排尿。身体越大，身体内部离外部世界就越远，于是就进化出了新的呼吸系统，比如通过鳃泵水促进气体交换，通过肾脏和延伸的肠道来排泄废物。这些新系统让脊椎动物在水中变得更强，成为更成功的捕食者。

第1课　你只有一个大脑（而非三个）

柏拉图写道，人类的思维过程。柏拉图写的是心灵，和我们今天所说的思维不同。在口语中，心灵和思维被视为同一个词，在这里我同样遵循这一原则。

后来的科学家将柏拉图的"战争论"映射到大脑上。"三重脑"理论结合了神经科学和柏拉图关于心灵的论述。在20世纪早期，生理学家沃尔特·坎农提出，情绪是由大脑的两个区域丘脑和下丘脑（分别）触发和表达的。丘脑和下丘脑位于所谓的理性皮质的正下方。今天，我们知道，丘脑是所有感官数据（除了那些变成气味的化学物质）到达大脑皮质的主要通道。下丘脑对调节血压、心率、呼吸频率、出汗和其他生理变化至关重要。20世纪30年代，神经解剖学家詹姆斯·帕佩兹提出了一种专门用于情感的"皮质回路"。根据他的观点，该回路不仅包括丘脑和下丘脑，还包括与皮质下区域（扣带皮质）接壤的皮质区域，因此该回路被认为是古老的。50年前，神经学家保罗·布罗卡将这部分皮质称为边缘叶。（他使用了"limbic"一词，这个词来自拉丁语，意思是"边界"。这个组织与大脑的感觉系统和运动系统相连——运动系统控制你的胳膊、腿和其他身体部位。布罗卡认为边缘叶拥有原始的生存能力，比如嗅觉。）20世纪40年代后期，神经科学家保罗·麦克莱恩对帕佩兹的"皮质回路"理论重新进行了整理，提出了成熟的边缘系统理论，归入三层大脑理论（即三重脑）中。

最外层，也就是大脑皮质的一部分。许多和大脑有关的术语，包括大脑皮质，可能会令人困惑。大脑皮质是由一层一层的神经元组成的，覆盖着大脑皮质下的部分。人们普遍认为，大脑皮质中有一部分在进化中被保留下来，被称为古皮质，属于边缘系统（例如，扣带皮质）；而另一部分是在进化中新出现的，被称为新皮质。这种区别源于对大脑皮质如何进化的误解，这也是本课的主题。

科学界最大的错误之一。科学家通常尽量避免说某件事是事实，或者肯定是真的或假的。在现实世界中，事实在特定语境中有一定的真假概率。就像亨利·吉在他的《意外的物种：对人类进化的误解》（*The Accidental Species: Misunderstandings of Human Evolution*）一书中所说的，科学是一个将怀疑量化的过程。然而，就三重脑而言，可以肯定地说，它是错误的。1990 年，当麦克莱恩发表了他的代表作《进化中的三重脑：在古大脑功能中的角色》时，已有证据清楚地表明，三重脑观点是错误的。三重脑理论在意识形态领域很受欢迎，但与科学研究无关。科学家努力避免意识形态的干扰，但我们也是人，而人有时受信念而不是数据的引导。（可参考理查德·列万延的著作《作为意识形态的生物学：关于 DNA 的学说》。）错误是科学正常过程的一部分，当科学家承认错误时，他们就有可能获得一个发现新事物的重大机会。更多信息请参阅斯图尔特·费尔斯坦的著作《失败：科学的成功之道》（*Failure: Why Science Is So Successful*）和《无知：科学的动力》（*Ignorance: How It Drives Science*）。

具有这些基因的相似神经元很可能存在于我们最后的共同祖先身上。这一假设是基于我们所比较的动物细胞在进化中没有太多变化。

通常，当根据大脑特征推断两种动物是否具有共同祖先时，基因并不是全部因素，即使这些特征在肉眼看来不同，也不能说祖先不同。有时，基因可能会产生误导性。一些科学家利用其他生物信息来源，如神经元之间的连接，来确定两个大脑结构是否有共同的祖先。要想更多地了解这个主题，即同源性，可以参阅格奥尔格·施特里特的著作《大脑进化原理》以及施特里特和诺思卡特合著的《大脑进化：脊椎动物发展史》。

大脑在进化中变得越来越大，并进行了重组。这个说法来自神经生物学家格奥尔格·施特里特。他把大脑比作公司，通过重组来扩大业务规模。详情见格奥尔格·施特里特的著作《大脑进化原理》。在进化或发展过程中，大脑也有可能失去复杂性，如被囊动物海鞘。

分离然后整合。我将通过类比的方法，对大鼠和人类的初级躯体感觉皮质进行比较。作家兼厨师托马斯·凯勒解释说，如果你把各种蔬菜放到一个锅里煮，那么混合物只会有一种单一的、混合的味道。你品尝不到任何单一食材的味道。但是，凯勒也解释说，制作更美味的食物的方法是：把每一种蔬菜分开烹饪，最后把它们放在锅里。现在，每一勺混合物都包含了多种口味，口感十分丰富。大鼠和人类的初级躯体感觉皮质的区别从本质上看，和这两种烹煮方法十分相似。老鼠的单一区域大脑就像一个盛有所有材料的锅，而人类大脑的四个区域就像四个盛有不同材料的锅。在第 2 课中，我们可以看到，正是人类大脑的四个分区让大脑具有更高的复杂性。

爬行动物和非人类哺乳动物拥有与人类相同的神经元。我的意思是，神经元具有相同的分子特征——特定的基因或基因序列，执行相同的基因活动（例如，它们产生相同的蛋白质）。一个特定的基因并不一定在每种动物体内产生相同的蛋白质。两种动物可能有相同的基因，但这些基因有不同的功能或产生不同的结构。甚至在同一种动物的体内，基因网络在发育的不同时期也可以进行不同的基因活动。（更多详情和例子请参阅亨利·吉的《跨越桥梁：脊椎动物起源浅析》。）最重要的一点是：两种生物的神经元可能有一些相同的基因，在它们体内的作用方式也相同，但这些神经元的组织方式可能不同，进而导致大脑看起来非常不同。

通常的大脑构造计划。这项研究源自进化和发育神经科学家芭芭拉·芬利，她称其为"转译时间"模型。她建立了一个数学模型，用来预测动物大脑发育过程中271个事件发生的时间，主要包括神经元产生的时间，轴突开始生长的时间，连接建立和完善的时间，轴突上开始形成髓磷脂的时间，以及大脑体积开始改变和扩大等的时间。芬利利用该模型，设定了同样的观察期，分别计算了18种哺乳动物物种发育的各个阶段的时间，这些哺乳动物既包括被研究过的物种，也计算了一些原始模型中没有的物种。如果将她的模型预测时间与大脑形成的实际时间进行比较，其相关性是惊人的，高达 0.993（在 -1.0 至 1.0 之间）。由于所有被研究的物种都用了同一个单一模型进行描述，因此发育事件顺序几乎相同。

此外，在各种哺乳动物脑细胞中发现的基因，提供的分子遗传证据，与转译时间模型中的基本一致。有颌鱼类的脑细胞也含有这些基因。有些基因可以追溯到文昌鱼，而且很可能因为它与人类有着共同的祖先。因此，仅根据基因证据，我们就有理由推断，所有有颌类脊椎动物都有共同的构造计划（或部分构造计划）。

人类大脑没有新增部分。作为一名神经科学家，芬利的大脑构造计划假说的证据说服了我。然而，感兴趣的读者应该知道，一些科学家仍然坚持认为，人类大脑的某些特征，如前额皮质已经进化得比放大的灵长类动物大脑所预期的更大。我的观点是，人类大脑的一些独特能力来自一个更大的大脑皮质（并不是说整个大脑比预期的大，而是只有大脑皮质更大），也因为大脑皮质（包括前额皮质的上层）的某些神经元之间联系的加强，人脑才有了某些独特能力。正如我在第 7 课所探讨的，一些科学家，包括我在内，均认为正是这些特征赋予人类一种能力，通过事物功能而不是物理形态来理解事物。在之前出版的《情绪》一书中，我也对此做了介绍。

不存在一个专门处理情绪的边缘系统。虽然边缘系统是一个神话，但你的大脑确实包含一种叫作边缘回路的东西。边缘回路中的神经元与脑干核团相连。核团的主要作用是调节你的自主神经系统、免疫系统、内分泌系统和其他系统，这些系统的感官数据产生内感受，即你的大脑对身体感觉的表达。边缘回路并不只是负责情绪，它分布在多个大脑系统中，包括皮质下结构（如下丘脑和杏仁核的中央核）、异皮质结构（如海马和嗅球），以及部分大脑皮质（如扣带皮层和脑岛的前部）。

"三重脑"理论及其在情感、本能和理性之间的漫长斗争不过是一个现代神话。在科学界，三重脑理论不仅历史悠久，而且根深蒂固。这里介绍几个三重脑理论的荒诞说法，都很有意思。18 世纪，严肃的学者们相信，热是由一种神秘的叫作卡路里的虚构液体产生的，燃烧是由一种叫作燃素的虚构物质引起的。19 世纪，物理学家坚持认为，宇宙中充满了一种叫作"以太"的无形物质，正是因为这种物质，光得以传播。医学界将诸如鼠疫之类的疾病归咎于一种难闻的气体，即瘴气。在新的科学事实出现之前，这些神话在科学界存在了数百年。

人类只是一种有趣的动物。这种说法来自亨利·吉的著作《意外的物种：对人类进化的误解》。

第2课　大脑网络

大脑网络。大脑网络是由相互连接的神经元组成的更小的网络或子网络组成的。每个子网络都是一个松散的神经元集合，子网络在运行中，不停地有神经元加入和离开。想象一个篮球队，有12～15名球员，但每次只有5人能上场打球。在比赛中，球员的替换情况经常发生，但我们仍然视场上的人为同一支球队。同样，子网络中不断有神经元加入和离开，但子网络也能维持下去。当结构上不同的元素（如神经元簇）执行相同的功能时，这种可变性就是简并。

一个由1 280亿个神经元组成的网络。根据我的统计，人类大脑中有1 280亿个神经元，这远比你在其他材料中看到的850亿个神经元要多得多。这种差别主要是神经元的计算方法不同导致的。通常，科学家喜欢用体视学的方法计算大脑中神经元的数量，该方法利用概率和统计学方法，从脑组织的二维图像中估计神经元的三维结构。1 280亿这个数字来自一篇论文，该论文使用了一种叫作光学分馏的体视学方法。根据这个方法，人类大脑中大约有190亿个神经元，包括大脑皮质、海马和嗅球，小脑中还有大约1 090亿个颗粒细胞，再加上小脑中的大约2 800万个浦肯野神经元，一共1 280亿个神经元。而经常见到的850亿这个数字，是根据一种被称为同位素分馏的方法计算的，这种方法更简单、更快，但忽略了一些神经元。

大脑网络不是一个比喻。 大脑并不是一个象征性的网络——它就是一个网络，也就是说，它的功能和其他网络相似。在这里，网络是一个术语，一个概念，而不是一个比喻。想象其他你所熟知的网络，有助于你更好地理解什么是大脑网络，以及它是如何工作的。

一般来说，每个神经元看起来像一棵小树。 人类大脑有不同类型的神经元，形状和大小各不相同。我在书中介绍的神经元是大脑皮质中的锥体神经元。

我把整个安排称为大脑"线路"。 这个术语虽然很简单，但有助于理解大脑的细节结构。一般来说，一个神经元由一个细胞体、若干位于顶部的树枝状结构的树突（就像树的树冠）、一个又细又长的突起，以及位于底部的根状结构轴突组成。每个轴突都比人的头发还细，轴突末端有一个小球，叫作轴突末端，里面充满了化学物质。树突上布满了接受化学物质的受体。通常，一个神经元的轴突末梢附近有成千上万个其他神经元的树突，但它们互不接触，中间的空隙被称为突触。当神经元的树突检测到化学物质的存在时，神经元就会"放电"，将信号通过轴突传输到轴突末端，轴突末端向突触释放神经递质，然后，这些神经递质附着在其他神经元树突的受体上。（在这个过程中，其他细胞，如胶质细胞也会参与，帮助其顺利完成传输，并防止化学物质泄漏。）这就是神经化学物质刺激或抑制接收神经元，并改变它们放电速率的过程。通过这个过程，一个单独的神经元可以影响成千上万个其他神经元，而成千上万个神经元也可以同时影响一个神经元。这就是大脑的活动过程。

这个区域通常被称为视皮质。"看见"是什么意思？是你对世界上的事物有意识的体验，比如看到你的手或手机，部分是由枕叶皮质的神经元产生的。但是即使这些神经元受损，我们也可以正常进行视觉活动。如果你在一个初级视皮质受损的人面前设置一个障碍，他无法有意识地看到障碍，但会绕过它。这种现象被称为盲视。

如果你把视力正常的人的眼睛蒙上。在一项研究中，一个视力正常的人被蒙上眼睛学习盲文。结果证明，神经元具有多种功能。当科学家使用一种叫经颅磁刺激的技术干扰初级视皮质（V1）的神经放电时，受试者阅读盲文的难度变大了。但在摘下眼罩 24 小时后，随着 V1 恢复视觉输入功能，这个难度随之消失了。

一个系统的复杂性高低。复杂性并不意味着大脑在进化阶段或自然阶梯上遵循有序发展原则，从不复杂到复杂，最终在人类大脑中达到顶峰。其他动物的大脑，如猴子和蠕虫，也具有复杂性。

肉饼脑。这个名字的灵感来自心理学家史蒂芬·平克的著作《白板》。在书中，他将大脑描述为"一个拥有统一力量的同质球体"。

折叠刀大脑。这个名字的灵感源于进化论心理学家莱达·科斯米德斯和约翰·图比，他们把人类的思维描述成一把瑞士军刀。

一把真正的折叠刀，有 14 种工具。下面来看一下拥有 14 种不同工具的折叠刀可以有多少种组合。在折叠刀工具的特定配置（我称为模式）中，每个工具都有两种可能的状态：使用或未使用。14 种工具，每种工具有两种状态，可以产生 16 000 多种可能的模式：

$$2×2×2×2×2×2×2×2×2×2×2×2×2×2=2^{14}=16\,384$$

添加第 15 种工具可使模式数量增加一倍：

$$2×2×2×2×2×2×2×2×2×2×2×2×2×2×2=2^{15}=32\,768$$

如果每种工具增加一个额外功能，即拥有三种可能的状态——第一个功能、第二个功能或未使用。这时，折叠刀模式总数为：

$$3×3×3×3×3×3×3×3×3×3×3×3×3×3=3^{14}=4\,782\,969$$

若具有第四个功能，将产生 4^{14} 或 268 435 456 种模式，以此类推。

神经元并没有真正连成线。这一观察结果是我在东北大学电气与计算机工程系的同事达娜·布鲁克斯提供的。

物理学家有时会说，光是以波的形式传播的。在这个比喻中，我指的不是波粒二象性，而是在第 1 课附录条目中描述的以太神话。

第3课　大脑如何与外界沟通

许多动物刚出生时都比人类新生儿能力强。当然，也有许多动物幼崽儿的能力不如人类新生儿，比如老鼠、豚鼠以及其他啮齿类动物的幼崽儿，它们刚出生时很小又看不见，浑身还光秃秃的。

"一起放电的神经元连接在一起"。这句话是由神经科学家唐纳德·赫布提出的，这种现象也由此被正式命名为"赫布原理"或"赫布可塑性"。严格地说，放电并不是同时发生的——神经元是一个接一个放电的。更多内容参阅赫布的《行为的组织：神经心理学理论》（*The Organization of Behavior: A Neuropsychological Theory*）。

它更像一盏灯笼。心理学家艾莉森·高普尼克主要研究儿童认知发展，她提出了"注意力的灯笼"这个奇妙的比喻。更多内容可参阅她的著作《宝宝也是哲学家》。

除了分享注意力，其他能力可能对培养注意力也很重要。一种是大脑对头部的控制，这种能力在婴儿出生后几个月内发展形成。另一种是对眼部肌肉的控制，称为眼运动控制，在婴儿出生后的最初几个月该能力会逐步提高。需要指出的是，时至今日，关于婴儿天生的注意力能力有多大，以及他们可能具有什么样的注意力能力，科学家们一直未达成一致意见。许多研究发育的科学家认为，婴儿的基因决定了他们会关注世界的某些特征（比如某样东西是否有生命），而随后的发育会以这些先天能力为基础。

根除贫困要比几十年后处理其带来的负面影响划算得多。2019 年美国国家科学院、工程院和医学院公布了一份名为《减少儿童贫困路线图》的报告。该报告指出，儿童贫困每年给社会造成近 1 万亿美元的损失，并强调，帮助儿童摆脱贫困的成本远远低于儿童长大后因贫困而付出的代价。我的同事、心理学家以赛亚·皮肯斯不无讽刺地评论说，在我们的文化中，只有当贫困和灾祸的不良影响不可控或者代价惨重时，人们才会意识到要对自己的行为负责。

第 4 课　大脑（几乎）可以预测你的每一个行为

写信人在 20 世纪 70 年代曾在南非罗得西亚军队服役。2018 年，我在 TEDx 上发表了《培养智慧：情绪的力量》的演讲，从另一个角度阐述了对这个故事的看法。

模棱两可的感官数据。感官数据不仅是模糊的，而且是不完整的。当有关世界和身体的信息经视网膜、耳蜗和其他感觉器官处理，再被传送到大脑时，部分信息会丢失。虽然对到底丢失了多少信息科学家仍存在争议，但他们一致同意，神经元传递的来自世界和身体的感官数据比可感知的要少。

你的大脑将这些片段组合成记忆。你的大脑利用过去的经验赋予传入的感官数据意义，从某种程度上讲，这种说法类似于免疫学家和神经学家杰拉尔德·埃德尔曼提出的观点，即你正在进行的意识经验就是"记忆当下"。

线条图。这三幅图分别是一艘正在穿越瀑布的潜艇，一只做倒立的蜘蛛，以及一名在起跳前注视远处观众的跳台滑雪运动员。这些图片摘自《终极特路图纲要》。使用前已获得许可授权。

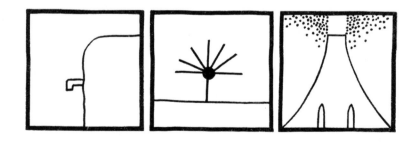

"观看者的本分"。这是一种赏析艺术的方法，由艺术历史学家李格尔提出，他最初称其为"观看者的参与"。后来，艺术历史学家恩斯特·贡布里希改称为"观看者的本分"。

一种日常生活中的幻觉。多年来，我一直把有意识的感知和经验视为一种日常生活中的幻觉，后来，我发现哲学家安迪·克拉克提出了同样的观点，他将意识经验称为"可控幻觉"。更多内容可以参考他的著作《预测算法》。今天，其他科学家也用这种方式描述经验，神经科学家安尼尔·塞特在 TED 上发表了《你的大脑如何幻化出你所意识到的现实》的精彩演讲。

当你表现不好时，谁来承担责任。这部分内容大多数选自 2018 年我在 TED 上的一篇演讲。该演讲为《你不受情绪的支配》。

第 5 课　大脑和其他大脑的秘密合作

做了一些实验来证明语言对大脑的影响。在我的实验室里，研究人员让参与者听一些场景，并想象听到的内容，同时扫描他们的大脑。关于这项研究，我们已经发表了多篇论文。

大脑中许多处理语言的区域也控制着身体内部。在很大程度上，科学家称为"语言网络"的大脑区域与"默认模式网络"是重叠的，尤其是在大脑的左侧。默认模式网络从属于身体内部控制系统，包括自主神经系统（控制心血管系统、呼吸系统和其他器官系统）、免疫系统和内分泌系统（控制激素和新陈代谢）。

身体虐待、言语攻击。相对温和的言语也可能属于言语攻击，这取决于语境。并非所有的脏话都是言语攻击。例如，在女性之间，有时称对方为"贱人"，是一种亲昵或独有的爱称。同样，在一种语境中具有积极意义的词语在另一种语境中可能具有攻击性。如果你对伴侣说了些浪漫的话，对方说"你过来"，你的大脑会预测对方可能会吻你。如果你面对的是一个恶霸，他对你说"过来说"，你的大脑就会将其预测成威胁。

长期的慢性压力会伤害人类的大脑。研究表明，无论压力是来自持续的身体虐待、性虐待还是言语攻击，长期的压力都会侵蚀大脑和身体。这个结果令人既惊讶，又难以接受，因此有必要认真看待这一现象。这里只是稍作分享，更多内容参见 7half.info/chronic-stress。

首先，慢性压力会导致大脑萎缩。它会减少脑组织，尤其是大脑中对身体预算（稳态应变）、学习和认知灵活性很重要的部分。

究竟是什么导致了饱受压力折磨的大脑的萎缩？这些大脑变化与身体疾病增加和寿命缩短有什么关系？科学家在生物学上依然给不出答案。一个棘手的问题是：我们无法观察活人大脑的微观结构，因而得不到足够详细的信息，也就无从确切地知道到底发生了什么变化。这就是为什么科学家在研究压力时，要先研究压力对非人类动物的影响，然后尽可能地将其推广到人类身上。有关研究可参看神经内分泌学家布鲁斯·麦克尤恩的研究。

儿童时期长期遭受言语虐待，其不良影响会持续很长时间。例如，在一项针对554名年轻人的研究中，科学家要求参与者对自己小时候受到父母和同龄人言语虐待的情况进行评级。结果显示，童年时期遭受过言语虐待的人，在成年早期更容易经历焦虑、抑郁和愤怒等情绪。令人难以置信的是，和遭受身体虐待相比，言语虐待的危害更严重，其严重性不亚于被性侵所产生的影响。这些发现与儿童时期长期遭受言语虐待会使人在成年后更容易出现情绪障碍的假设是一致的。但也有人认为，患有情绪障碍的人更难忘记他人给予的伤害，包括言语虐待。因此，需要其他研究来证明到底哪种假设是正确的，这一点至关重要。

在一项研究中，科学家评估了成长在一个充满批评、家长严厉、充满混乱的家庭中对一个人的生物学影响。研究人员对135名女性青少年的炎症标志物（白细胞介素6）和代谢功能障碍标志物（皮质醇抵抗）进行了测量。研究人员在18个月内对她们做了4次采访。随着时间的推移，那些报告家庭环境更严厉、经常遭受谩骂的孩子表现出更多的免疫功能障碍和代谢功能障碍，而具有平均暴露量水平的受试者在这些指标上没有变化，暴露量最低的受试者更健康。其他研究也得出类似的结果——经常遭受言语攻击很可能会影响青少年身心健康。

越来越多的研究证实了这一结果——持续的社会压力（通常包括言语攻击）与精神和身体疾病发病率增加之间存在联系。例如，有证据表明，言语攻击可以改变免疫反应，重新激活潜伏的疱疹病毒，降低普通疫苗的效果，并减缓伤口的愈合。这些研究不是针对弱势群体，而是针对来自不同政治派别的普通人。还必须指出，通过这些发现，我们可以知道受试者是否经历了巨大压力。

压力对饮食的影响。我提到了两项关于压力和身体食物代谢的研究。这两项研究都是由心理学家贾尼丝·基科尔特－格拉泽和她的同事进行的。如果常年承受压力，每年体重会增加 11 磅——每餐增加 104 卡路里乘以 365 天，再除以每磅 3 500 卡路里。当身处一个无聊的晚宴，需要活跃一下气氛时，我就喜欢提供这类科学小道消息。

第 6 课 大脑产生不止一种思维

当印度尼西亚巴厘岛的人感到害怕时，他们就会睡觉。这个例子我引自心理学家巴佳·梅斯基塔和尼科·弗里吉达。他们引用了 1942 年出版的人类学著作《巴厘岛人性格》(*Balinese Character*)的内容，其中人类学家格雷戈里·贝特森和玛格丽特·米德观察到，生活在巴厘岛的人在面对陌生或可怕的事件时，往往会睡着。他们的解释是，人们是在回避一些可怕的事情，就像你在看恐怖或悬疑电影时闭上眼睛一样。根据贝特森和米德的研究，睡眠是社会公认对恐惧的反应。巴厘岛人称其为 "takoet poeles"，意为 "惊恐的睡眠"。

宾根的希尔德加德。希尔德加德相信自己看到的幻象，她称为 "活的光影"，即来自上帝的指示。多年来，她用文字和艺术品记录了自己的想法。澄清一下，我并不是说希尔德加德患有精神分裂症或其他精神疾病。相反，我想说的是一个普遍的观点，一个人的神秘体验可能是另一个人的疾病症状，这取决于历史或文化背景。如今，有许多学者诊断希尔德加德患有各种疾病，但做这类判断需谨慎。

"折叠刀大脑"秉持的观点。在谈到思维（而不是大脑）时，折叠刀大脑和肉饼脑之间的冲突可能就是最著名的先天论与习得论之间的冲突。这个关于知识是天生的还是从经验中习得的哲学辩论已经持续了数千年。心理学家有时称这种辩论为学院心理学对联想主义的辩论。

变异是自然选择发挥作用的先决条件。查尔斯·达尔文在《物种起源》一书中提出，物种个体间的变异是进化过程中自然选择的先决条件。一个物种是由不同的个体组成的，那些最适合某一特定环境的个体更有可能生存下来，并将其基因传递给后代（后代也更有可能生存和繁衍）。进化生物学家恩斯特·迈尔说，达尔文关于变异的观点，即种群思维，是他最伟大的创新之一。了解初级知识，可参阅迈尔的《生物学的独特之处》（*What Makes Biology Unique*）一书；要了解更详细的论述，请参阅他的《新生物新哲学》(*Toward a New Philosophy of Biology*)一书。

迈尔斯-布里格斯人格类型测验。MBTI 和其他各种性格测试并不比占星术更科学。多年的证据表明，MBTI 并没有达到其宣称的效果，也无法始终如一地预测工作表现。尽管如此，很多能力不错的管理者还是会利用这些性格测试，做出既不利于员工也不利于公司的决定。那为什么当你收到测试结果时，它们看起来如此真实？因为测试问的是你对自己的看法。测试结果只不过汇总了你的想法，并把它们反馈给你，你会有种感觉，哇，它们太准了。做这个测试，根本的一点是：你不能只通过询问人们对他们自己行为的看法来衡量他们的行为。你必须多维度观察人们的行为。（此外，同一个人可能在某些情况下是诚实的，在另一些情况下是不诚实的；在某些情况下是内向的，在另一些情况下是外向的；等等。）

情绪的变化从愉快到不愉快，从无聊到活跃。通常用一种数学结构来描述情感，如第 6 课的图片所示，它被称为"循形丛"，这是由心理学家詹姆斯·A. 拉塞尔首先提出的。一个环状模式代表各种关系，用几何图形圆环表示，在这里代表的是情感之间的关系。"循形丛"意思是

"复杂性的循环顺序"，表示所讨论的感情同时具有至少两个基本的心理特征。圆环描绘了情感之间的相似度，而两个维度描述了相似度的属性。

一个应用程序或智能手表，帮助你精准地调节身体预算。这个类比出现在 2018 年我在 TEDx 的演讲《培养智慧：情绪的力量》中。

第 7 课　我们的大脑能创造现实

社会现实和物理现实之间的界限是模糊的。通过味觉实验（例如我在本课中提到的葡萄酒和咖啡的研究）很容易就可以验证边界的模糊性。在第 3 课中，我提供的另一个例子"贫穷的恶性循环"也可以证明这一点，当然，这个话题比较沉重。社会对贫困人口的态度，也是一种社会现实，它影响了大脑发育的物理现实，从而增加了那些小大脑（儿童大脑）长大后依然处于贫穷状态的可能性。

5C。5C 是我自创的术语，指的是一组特征，它们一起进化，相互强化，赋予人类大规模创造社会现实的能力。其中 4C——创造力、沟通、模仿和合作——的灵感来自进化生物学家凯文·拉兰德的研究，而我的叙述主要来自他的著作《未完成的进化》。拉兰德没有讨论社会现实在人类进化中的作用，但他讨论了文化进化的相关概念。

19 世纪探险家的故事。探险家与当地人合作生存下来的例子来自人类学家约瑟夫·亨里奇的著作《人类成功统治地球的秘密》。

我们还需要第五个 C——压缩。压缩发生在大脑的许多部位。在这里，我们讨论的是发生在大脑皮质的压缩，尤其是在第 2 层和第 3 层。人脑加强了这些关键层的连线，从而增强了压缩。

然而，一个具有压缩能力的庞大而复杂的大脑，仅靠它自己可能还不足以将社会现实的一小部分凝聚成一个文明。你还需要适当的代谢条件，（如农业）提供足够的能量来构建和维持一个高速运转的人脑。更多相关讨论，请参阅凯文·拉兰德的著作《未完成的进化》。还可以看看进化生物学家理查德·兰厄姆的著作《燃烧：烹饪如何使我们成为人类》（*Catching Fire: How Cooking Made Us Human*）。

从你的眼睛、耳朵和其他感觉器官中传递感官数据。感官数据是由身体的各种感官收集的，如眼睛、耳朵、鼻子等，并转换成大脑可以使用的神经信号。感官数据在到达大脑之前通常要经过几个中转站。例如，在视觉方面，视网膜上的细胞（位于眼球后部的薄层）被称为光感受器，它们将光能转化为神经信号。这些神经信号沿着被称为视神经的神经纤维束传播。大部分视神经纤维到达一簇被称为外侧膝状体的神经元，它是大脑丘脑的一部分，丘脑的主要工作是将你身体和周围世界的感官数据传递到你的大脑皮质。从那里，神经信号到达大脑皮质后部的神经元，在枕叶，也被称为初级视皮质，少量的轴突从视神经分支，延伸到下皮质的其他部分，包括下丘脑，下丘脑是皮质下的大脑结构，对调节身体内部系统很重要。

大多数感觉系统都以类似的方式工作，嗅觉系统除外。将空气中的化学物质转化为神经信号的细胞位于一个叫嗅球的结构中。这些细胞绕过丘脑，将信息直接发送到大脑皮质。神经信号把嗅觉数据带到你的初级嗅皮质，它是大脑区域岛叶的一部分，岛叶本身是大脑皮质的一部分，位于颞叶和额叶之间。

压缩让大脑能够进行抽象思考。大脑如何压缩信息以及压缩是如何导致抽象思考能力的，这是科学家一直在研究的问题。有多少感官和运动信息仍然处于高度压缩的抽象状态，也是科学家一直激烈争论的焦点。一些科学家认为抽象是多模态的，这意味着它们包含了来自所有感官的信息；另一些人则认为抽象是非模态的，这意味着它们不包含任何感官数据。我同意多模态观点，因为大量证据证明了这一点。例如，最大化压缩最好的总结是在大脑皮质的区域创建的，神经学家和神经解剖学家称其为多模态脑区，这意味着这些区域管理着来自多种感觉和运动的信息。

据推测，除了压缩方式，大脑还可以通过其他方式实现抽象，因为其他没有巨大大脑的动物（如狗）或没有大脑皮质的动物（如蜜蜂）也可以根据两个东西的功能进行分类，把它们看作类似的东西——也就是说，它们可以在某种程度上进行抽象。

5C 相互交织，相互强化。这个观点及其与人类进化的相关性一直备受科学家关注。一种被称为"现代综合论"的进化观点将基因科学（始于孟德尔遗传学）和达尔文的自然选择理论结合起来，并认为基因是将信息从一代传递到下一代的唯一稳定方式。进化生物学家理查德·道金斯提出的自私基因假说还有一种进化观，即"扩展的进化综合论"，包括不同的 5C 能力，并有了一些发现，即确定了跨代信息稳定传递的其他来源（例如，在发育过程中，连接大脑的视觉环境中的感官数据，以及信息的文化传递）。"扩展的进化综合论"考虑了进化和发育（evodevo）神经科学，提出了其他的转移手段，如表观遗传学和生态位构建，以及文化进化和基因－文化协同进化。例如芭芭拉·芬利和凯文·拉兰德的观点。关于这个内容的探讨超出了本课范围，如果想了解更多信息可登录7half.info/synthesis。

它给棍子强加了一种超越物理形态的至高无上的功能。黑猩猩和其他许多非人类动物都有统治等级，但这些等级既不是由社会现实建立的，也不是由社会现实维持的。在一个黑猩猩群体中，如果哪只雄性黑猩猩想成为族群的首领，它必须杀死向它挑战的其他黑猩猩。杀戮是物理现实。今天，大多数人类领导人无须杀害他们的对手就可以掌权。

"我们创造幻想世界不是为了逃避现实，我们创造它是为了停留。"这句描述现实世界的话来自作家兼漫画家林达·巴里的作品《这是什么》（*What It Is*）。

肤色等身体特征。皮肤色素沉着也是不断进化的，与进化环境中紫外线的数量有关。肤色浅是因为在环境中接触到的紫外线较弱。较浅的色素沉着可以让皮肤吸收更多的光线，产生更多的维生素 D，这对骨骼生长、增加骨骼强度和免疫系统的健康都很重要。相比之下，肤色深是因为在环境中可以接触到更多紫外线，而深色的色素会防止皮肤吸收过多的光线。这反过来又减缓了对维生素 B_9，即叶酸的破坏，它对细胞生长和新陈代谢很重要，在怀孕早期尤其重要（因为阳光会分解叶酸）。紫外线的强度取决于你离赤道的距离，但真正穿透你皮肤的紫外线的数量则取决于你的皮肤色素沉着。更多相关内容，可以参看人类学家尼娜·雅布隆斯基的著作《生命的色彩：肤色的生物学和社会意义》（*Living Color: The Biological and Social Meaning of Skin Color*）。